DE L'INTERVENTION CHIRURGICALE

DANS

L'ULCÈRE NON PERFORÉ DE L'ESTOMAC

INDICATIONS — CHOIX DU PROCÉDÉ

PAR

Le Docteur Ch. GAUDEMET

Interne en chirurgie des Hôpitaux de Paris et de la Maternité de l'Hôpital Saint-Louis
Médaille de bronze de l'Assistance publique

PARIS

G. STEINHEIL, ÉDITEUR

2, RUE CASIMIR-DELAVIGNE, 2

—

1906

DE L'INTERVENTION CHIRURGICALE

DANS L'ULCÈRE NON PERFORÉ DE L'ESTOMAC

INDICATIONS — CHOIX DU PROCÉDÉ

GAUDEMET.

1

DU MÊME AUTEUR :

Sarcome globo-cellulaire de l'anse iléo-cœcale. Anasto-mose iléo-colique. Exclusion atypique de la tumeur. (En collaboration avec M. MAUCLAIRE). *Bulletin de la Société de Pédiatrie de Paris*, octobre 1902.

Rupture du foie par contusion de l'abdomen. (En collaboration avec SALVA MERCADÉ). *Bulletin de la Société anatomique*, octobre 1902.

Signes. Diagnostic. Traitement des péritonites septiques diffuses dans les perforations d'ulcère de l'estomac et du déodénum. *Archives générales de Médecine*, janvier 1904.

Kyste de l'ovaire à plusieurs poches dont deux der-moïdes. (En collaboration avec BOUCHOT). *Bulletin de la Société anatomique*, 19 novembre 1905.

Plaie du ventricule droit par coup de couteau. Suture. Mort par formation d'un caillot dans le ventricule droit. *Bulletin de la Société de Chirurgie de Paris*, 31 janvier 1906.

Ulcère perforé de l'estomac. Péritonite septique diffuse. Suture et drainage. Guérison. *Gazette des Hôpitaux*, 1906 (*sous presse*).

Plaies diaphragmatiques marginales antérieures. En collaboration avec M. MAUCLAIRE (*sous presse*).

DE L'INTERVENTION CHIRURGICALE

DANS

L'ULCÈRE NON PERFORÉ DE L'ESTOMAC

INDICATIONS — CHOIX DU PROCÉDÉ

PAR

Le Docteur Ch. GAUDEMET

Interne en chirurgie des Hôpitaux de Paris et de la Maternité de l'Hôpital Saint-Louis
Médaille de bronze de l'Assistance publique

PARIS

G. STEINHEIL, ÉDITEUR

2, RUE CASIMIR-DELAVIGNE, 2

1906

A LA MÉMOIRE DE MES GRANDS-PARENTS

A MON PÈRE

A MA MÈRE

A MON FRÈRE

A MON PRÉSIDENT DE THÈSE

M. LE PROFESSEUR LE DENTU

Chirurgien de l'Hôtel-Dieu
Membre de l'Académie de médecine
Officier de la Légion d'honneur

A MON MAITRE M. RICARD

Professeur agrégé à la Faculté de Médecine
Chirurgien de l'Hôpital Saint-Louis

Externat 1900-1901
Internat 1904-1905
Internat 1905-1906

MON CHER MAITRE,

Après m'avoir inspiré le goût de la chirurgie, vous m'avez montré chaque jour tout le prix d'une technique simple. Comprenant d'une manière large le rôle d'un maitre, vous m'avez permis de faire, sous votre direction, les diverses opérations de ma pratique future. Veuillez accepter la dédicace de ce travail comme un faible témoignage de la reconnaissance de votre élève.

A MES MAITRES DANS LES HOPITAUX DE PARIS

Internat 1902-1903.

M. BRUN, Professeur agrégé à la Faculté de Médecine,
Chirurgien de l'Hôpital des Enfants-Malades
in memoriam.

M. BAZY, Chirurgien de l'Hôpital Beaujon.

Internat 1903-1904.

M. AUVARD, Accouch^r de la Maternité de l'Hôp. St-Louis,

M. le PROFESSEUR DUPLAY, Chirurgien de l'Hôtel-Dieu.

Remplacé par

M. MAUCLAIRE, Prof^r agrégé à la Faculté de Médecine,
Chirurgien de la Maison Dubois.

M. J.-L. FAURE, Prof^r agrégé à la Faculté de Médecine,
Chirurgien de l'Hôpital Tenon.

Externat 1901-1902.

M. FERNET, Professeur agrégé à la Faculté de Médecine,
Médecin honoraire de l'Hôpital Beaujon,
Membre de l'Académie de Médecine.

M. BRINDEAU, Prof^r agrégé à la Faculté de Médecine,
Accoucheur des hôpitaux.

MM. DUFOUR, CAUSSADE, Médecins des Hôpitaux.

MM. LAUNAY, OMBREDANNE, Chir. des Hôpitaux.

A MON AMI

Le DOCTEUR VEAU, Prosecteur à la Faculté de Médecine.

A MES MAITRES DE L'ÉCOLE DE MÉDECINE
ET DES HOPITAUX DE DIJON

MM. DEROYE, BROUSSOLLE, COTTIN, COLLETTE,
GAUTRELET, LAGOUTTE, Edouard MORELOT,
PAUFFARD (*in memoriam*), TARNIER, ZIPFEL.

AVANT-PROPOS

L'idée de ce travail nous est venue dans le service de notre maître M. Ricard. Pendant les deux années que nous avons passées auprès de lui, comme interne, nous avons vu, aidé à opérer, suivi, revu maints malades atteints d'ulcères de l'estomac. Peu à peu notre conviction, en ce qui concerne les indications opératoires, la technique des interventions, le choix du procédé, s'est faite. Les faits que nous observions nous ont conduit à des lectures qui vinrent confirmer nos idées. Celles-ci sont nées d'une même pratique chirurgicale ce qui, à notre avis, augmente leur force. Les techniques employées, l'habileté opératoire diffèrent tant d'un chirurgien à l'autre que les imposantes statistiques de milliers de cas tirés de pratiques différentes nous paraissent plus formidables que réellement instructives. Additionner, faire des moyennes est l'œuvre stérile d'un statisticien, observer, réfléchir sur des faits personnels, évoluer sous la pression de ceux-ci doit être le but que l'on se propose dans l'étude d'une question vraiment vivante de chirurgie.

Quand nous avons abordé ce travail, nous savions déjà ce que seraient nos conclusions. Les lectures que nous avons entreprises n'ont fait que les confirmer. C'est dire assez que nous n'avons pas cherché à réunir toutes les observations d'interventions pour ulcères de l'estomac qui ont été publiées. Nous avons voulu seulement exprimer ce qui, pour nous, paraît être la vérité actuelle sur cette question. Si nous avons parfois osé conclure avec fermeté c'est que nous avons pris confiance en voyant chez notre maître les résultats que peut donner le sens de l'indication opératoire, joint à une technique simple et à la dextérité manuelle.

CHAPITRE PREMIER

INDICATIONS DE L'INTERVENTION CHIRURGICALE DANS LES ULCÈRES NON PERFORÉS DE L'ESTOMAC

Pendant longtemps, l'ulcère de l'estomac fut du domaine exclusif de la médecine. Il est devenu classique de rappeler la manière peu bienveillante dont on accueillit la tentative de cure radicale de l'ulcère que fit Rydigier, en 1881. Le succès pouvait cependant servir d'excuse à son audace.

Depuis cette époque, les essais se sont multipliés. Si Marion, dans sa thèse, pouvait déjà réunir un nombre imposant de cas de tentatives diverses, c'est par milliers aujourd'hui qu'on pourrait les chiffrer. Le travail récent de Donati porte sur 1.041 observations.

Des résultats très beaux et indiscutables, une mortalité qui se réduit de plus en plus, ont porté quelques chirurgiens à considérer que les rôles de la médecine et de la chirurgie devaient être renversés dans la thérapeutique de l'ulcère de l'estomac. Nous voudrions essayer de déterminer ici quand et pourquoi l'on doit opérer certains ulcères de l'estomac.

Dans un très grand nombre de cas, le traitement médical

rationnellement institué et consciencieusement suivi donne de très bons résultats.

Au XXVIᵉ Congrès de la Société allemande de Chirurgie (1897), von Leube déclarait que d'après son expérience basée sur 556 cas, le traitement médical donnait 75 % de guérisons, 21 % d'améliorations, 4 % d'échecs avec 2,2 % de mortalité.

Il faut noter cependant que von Leube, lorsqu'il indique cette mortalité de 2,2 %, fait figurer dans ses chiffres des malades (21 % d'améliorations, 4 % d'échecs) qui sont encore en pleine évolution d'ulcère.

D'après d'autres auteurs, la mortalité dans l'ulcère de l'estomac est beaucoup plus élevée. Gerhardt indique 26 à 28 % que l'on peut répartir de la manière suivante : hémorragies 3 à 5 %, — perforations 13 %, — rétrécissements 10 % (1).

Les chiffres indiqués par Debove et Rémond (2) sont encore moins favorables en apparence. Sur 100 ulcères, ils indiquent 50 guérisons et 50 morts qui se décomposent en : 13 morts par péritonite par perforation, 5 morts par hémorragie, 5 morts par inanition, 20 morts par tuberculose et 7 morts par complications diverses. Cette mortalité effrayante de 50 % s'abaisse, comme le fait remarquer Heydenreich (3), à 30 % si l'on en soustrait les cas de morts par tuberculose.

Il est probable que si tous les malades atteints d'ulcères

(1) Gerhardt, Ueber Zeichen und Behandlung des einfachen chronischen Magengeschwures. *Deutsche med. Wochenschrift*, 3 mai 1888.

(2) Debove et Rémond, *Traité des maladies de l'estomac*, Paris, 1893.

(3) Heydenreich. De l'intervention chirurgicale dans l'ulcère de l'estomac. *Semaine médic.*, 1898, p. 48.

étaient examinés au début par des spécialistes compétents et se soumettaient docilement à leurs prescriptions, les guérisons deviendraient plus fréquentes. Il n'en demeure pas moins vrai que l'ulcère de l'estomac est une affection très grave et qu'une mortalité s'étendant à près d'un tiers des cas, légitime l'entrée en scène du chirurgien.

Nombre d'ulcères de l'estomac seront cependant du domaine de la médecine pure. Ce sont tous ceux que le traitement institué en temps utile et suivi régulièrement améliore d'une façon progressive.

Mais à côté de ces ulcères qui progressent sûrement vers la guérison, s'en rencontrent d'autres qui, après une phase d'amélioration, subissent, dans un ou plusieurs de leurs symptômes, une aggravation manifeste.

D'autres, quelles que soient la rigueur du traitement et la docilité du malade empirent progressivement.

D'autres enfin, les ulcères latents, n'ayant donné lieu qu'à des symptômes si atténués qu'ils ont été à peine perçus par le malade, à peine retenus par le médecin au cours d'un examen, brusquement mettent la vie du malade en danger par une hémorragie très abondante ou une perforation subite.

De la perforation, nous ne parlerons pas ici. Nous l'avons étudiée ailleurs (1), et elle sort du cadre de notre présent travail.

Le traitement chirurgical s'appliquera à ces cas où

___

(1) GAUDEMET. Signes, diagnostic, traitement de péritonites septiques, diffuses dans les perforations d'ulcères de l'estomac et du duodénum. *Archives générales de médecine*, 1903, p. 164.

malgré toutes les ressources de la thérapeutique médicale un symptôme grave persistera ou s'aggravera. Les indications opératoires seront tirées des douleurs, des hémorragies, des signes de sténose. Il nous reste à préciser pour chacun de ces symptômes quelles sont les circonstances qui doivent porter le chirurgien à intervenir, alors que la médecine, momentanément, passe au second plan.

Douleurs. — Les douleurs sont parfois dans l'ulcus rotundum, le symptôme le plus bruyant, celui qui torture le malade au maximum, en tout cas celui qui l'amène presque toujours à consulter. C'est contre elles que le traitement médical pourra être dirigé le plus longtemps sans danger et avec le plus de succès. Le spécialiste déterminera un régime et fixera une thérapeutique efficaces.

Mais certains cas d'ulcères douloureux ne peuvent être en rien améliorés. Malgré un régime sévère et des doses massives de bismuth fréquemment répétées, le mal empire et quoique la douleur à elle seule ne tue pas le malade, elle lui rend la vie insupportable. Dans ces cas, le chirurgien a-t-il le droit et le devoir d'intervenir? Nous croyons que l'on peut intervenir, mais en sachant que l'on a, au point de vue thérapeutique poursuivi, des chances diverses de réussite suivant la cause vraie des douleurs ressenties par le malade.

Les douleurs de l'ulcère de l'estomac peuvent être dues en effet : 1° *à l'ulcère lui-même quand il est en pleine évolution; 2° à des adhérences qui fixent et tiraillent l'estomac à l'endroit d'un ulcère déjà ancien ou à distance par réaction inflammatoire ; 3° à une sténose, soit une sténose cicatricielle par cicatrisation totale ou partielle d'un ulcère du pylore, soit une sténose par spasme déterminée par un ulcère siégeant en un point quelconque de l'estomac.*

1° *Quand les douleurs sont dues à un ulcère en pleine évolution,* il faudra insister sur le traitement médical. La réussite du traitement chirurgical est moins sûre au point de vue thérapeutique que dans d'autres cas. Toutefois nous ne pensons pas que l'on doive, si la médecine échoue, se tenir pour battu. Il faut alors intervenir chirurgicalement. Le professeur Hayem, dans une de ses cliniques (1), se basant sur une mortalité de 20 % dans la gastro-entérostomie et trouvant que c'est une situation délicate pour le médecin d'avoir à apprécier la valeur du chirurgien auquel il confie ses malades, concluait qu'en l'état actuel de nos connaissances, l'intervention dans les ulcères chroniques dits rebelles au traitement médical devait être abandonnée, sauf dans les cas de sténoses confirmées. Nous ne discuterons pas ici la question du pourcentage de mort, de 20 % qui nous paraît énorme et que n'accepteraient guère, à l'heure actuelle, les chirurgiens ayant l'expérience de la chirurgie de l'ulcère. Si l'on se souvient que l'intervention a une heureuse influence sur la diminution de l'hypersécrétion (Marion), il est juste de la tenter. Même dans ces cas qui donneront le moins de satisfaction au chirurgien, l'opération peut quelque chose pour le malade, en mettant son estomac dans de meilleures conditions d'évacuation et de sécrétion. Mais nous ne

(1) HAYEM. Traitement chirurgical de l'ulcère non compliqué de l'estomac. *Archives gén. de médec.*, 24 févr. 1903.

saurions trop dire que l'action du chirurgien ne devra être que momentanée. Il faudra avertir le malade que son opération facilitera mais ne fera pas à elle seule sa guérison. Aussitôt après la gastro-entérostomie, la médecine reprend ses droits.

2° *Quand les douleurs sont dues à des adhérences* qui fixent et tiraillent l'estomac, soit en un point, soit en plusieurs, la seule manière de permettre un jeu normal des fonctions stomacales est de libérer ces adhérences. Il est très difficile de reconnaître avant la laparotomie l'existence de la périgastrite. M. Merklen paraît attacher une assez grande importance pour le diagnostic à la ténacité des douleurs et à leur intensité (1). M. Hayem (2) croit que les douleurs très vives peuvent exister en dehors de toute périgastrite. Selon lui, le signe le plus important serait l'immobilité de l'estomac.

Parfois les lésions inflammatoires sont telles que la palpation permet de ressentir une véritable tumeur. L'existence de ces tumeurs inflammatoires est aujourd'hui admise sans conteste. On les a prises parfois pour des cancers. L'évolution bénigne d'une tumeur que l'on n'avait pas extirpée et qui finit par disparaître redressa le diagnostic (Dayot). M. Terrier rapporta à la Société de chirurgie un cas où la tumeur disparut sans aucune thérapeutique que l'ingestion de lait d'ânesse (3) et un autre

(1) Merklen. *Soc. médic. des hôp. de Paris*, 6 janvier 1899.
(2) Hayem. *Ibid.*
(3) Terrier. Néoplasme inflammatoire de la petite courbure de l'estomac adhérant au lobe gauche du foie et à la paroi abdominale antérieure pris pour un carcinome. Laparotomie exploratrice palliative. Guérison opératoire, puis guérison définitive de la malade. *Soc. chirurg. de Paris*, 16 mai 1804. Bull, p. 424.

cas où la laparotomie exploratrice suffit comme dans le cas de Dayot. Mais la pure expectative ou un traitement simplement médical pourrait être néfaste dans ces cas de tumeurs inflammatoires. On sera d'ailleurs peu tenté, à l'heure actuelle, de se passer dans ces cas des ressources de la chirurgie, si l'on songe à l'extrême difficulté du diagnostic de la nature de ces tumeurs, même lorsque le ventre ouvert on voit et on palpe la lésion, même lorsque l'on fait examiner les coupes microscopiques par des anatomo-pathologistes compétents.

Dans certaines formes très bénignes où les douleurs existent seules et sont peu intenses, où les vomissements ne sont que des accidents passagers, le malade ne consultera même pas le chirurgien et vivra d'une existence presque normale en observant un peu son régime.

Mais ces formes, que ne rencontrera guère le chirurgien, sont assez rares. Le plus souvent, les malades atteints de périgastrite, conséquence d'un ulcère de l'estomac, souffriront beaucoup, vomiront beaucoup.

Une opération faite à temps, lorsque l'état général est encore suffisamment bon et que les fonctions de l'estomac ne sont pas irrémédiablement compromises, pourra sauver le malade de la dénutrition progressive et de la mort.

La périgastrite siégeant au niveau du pylore peut donner lieu à une forme sténosante. Ces cas sont plus que tout autre du domaine chirurgical, car, outre que la sténose extrinsèque peut être levée par l'intervention, la sténose intrinsèque par cicatrisation de l'ulcère en évolution est probable, presque certaine.

Cette forme sténosante de la périgastrite dans l'ulcère nous amène à considérer la troisième variété de causes déterminant la douleur envisagée comme indication de l'opération.

3º *Lorsque les douleurs sont dues*, soit à une *sténose cicatricielle* par cicatrisation totale ou partielle d'un ulcère du pylore soit à une *sténose spasmodique* due à un ulcère siégeant en un point quelconque de l'estomac, l'intervention chirurgicale est formellement indiquée. Nous aurons plus tard à envisager la valeur des arguments qui portent à conseiller sans hésitation le traitement chirurgical dans ces cas d'une manière précoce. Tout ce que nous dirons au sujet des indications opératoires dans la sténose ulcéreuse s'appliquera à ces cas où la douleur peut être l'un des symptômes, parfois le plus précoce et le plus apparent, mais jamais le seul.

Hémorragies. — Les hémorragies font partie de la symptomatologie habituelle de l'ulcère de l'estomac. Les statistiques accusent environ 80 % des malades atteints d'ulcères de l'estomac qui ont saigné à une période quelconque de leur évolution.

La date des hématémèses dans l'histoire de la maladie est variable. Le vomissement de sang est parfois, comme la perforation, la première révélation d'un ulcère latent.

Dans d'autres cas, les hémorragies apparaissent chez des ulcéreux confirmés, mais tantôt quand la lésion est en pleine évolution, tantôt quand elle est en voie de guérison.

La quantité de sang vomie est aussi variable que le moment de l'apparition de l'hémorragie.

Celle-ci peut se produire si abondante et d'une manière si brusque que le malade meurt rapidement avec les symptômes d'une hémorragie interne, mais sans qu'il y ait eu d'hématémèse. Ces cas sont tout à fait exceptionnels.

Beaucoup plus souvent l'estomac évacue, par un ou plusieurs vomissements, le sang qui s'est épanché dans sa cavité. La grande hématémèse peut être unique et si abondante que d'une manière immédiate l'existence du malade se trouve mise en cause.

Tout en demeurant considérable, l'hématémèse peut devenir inquiétante, surtout en raison de sa répétition.

Cette répétition des hématémèses constitue l'un des symptômes et l'un des dangers d'un très grand nombre d'ulcères. Même lorsque la quantité de sang vomie en une fois est assez minime, la répétition de l'hémorragie amène progressivement l'anémie du malade qui est déjà en voie de dénutrition. De plus, ces hématémèses qui ne s'arrêtent pas montrent un ulcère en évolution rebelle au traitement médical.

Il nous semble que l'on peut, avec un certain nombre d'auteurs, diviser les hémorragies de l'ulcère de la manière suivante :

1° Grandes hémorragies :

    a) Sans hématémèse, amenant la mort brusque.

    b) Avec hématémèse unique.

    c) Avec hématémèses multiples.

2° Petites hématémèses se répétant fréquemment à diverses périodes de l'évolution de l'ulcère.

Nous étudierons successivement chacune de ces variétés, en ce qui concerne l'indication opératoire spéciale qui nous paraît résulter de la forme de l'hémorragie.

1° GRANDES HÉMORRAGIES. — La grande hémorragie qui tue le malade si rapidement que l'estomac n'a pas le temps de se débarrasser du sang qui l'inonde brusquement ne peut être de toute évidence en rien justiciable de la chirurgie.

La possibilité de l'action chirurgicale ne commence qu'avec la grande hématémèse unique ou se répétant.

Les partisans de l'opération mettent en avant les cas indiscutables, où des malades sont morts d'hémorragies stomacales abondantes, et quelques cas où des malades ayant de ces hématémèses paraissant rebelles au traitement ont guéri après opération.

Marion dans sa thèse a réuni 7 observations. De ces 7 cas, on doit distraire un cas de Küster où il s'agit de petites hématémèses répétées.

M. Hartmann (1), à la séance du 29 décembre 1897 de la Société de chirurgie de Paris, ajoutait à ces cas : un cas de Körte, 1 cas de Cazin, 1 cas de Michaux. Ce qui portait à 9 le nombre des cas traités par gastrotomie et action directe sur l'ulcère. Il y ajoutait 3 cas traités par gastro-entérostomie (Tuffier-Hartmann). Le traitement direct donnait 6 morts et 3 guérisons, la gastro-entérostomie 2 morts et 1 guérison : la proportion était la même, soit 66,66 % de morts.

C'est également à cette même proportion qu'aboutissait Savariaud dans sa thèse (1898). Mayo Robson indique 64,2 % de mortalité. M. Hartmann, en 1904, réunissant trois statistiques intégrales, celle de Mikulicz, celle de Czerny et la sienne propre arrive à une mortalité de 63 %.

____

(1) HARTMANN. *Soc. de chirurg. de Paris*, 29 déc. 1897. p. 817.

A première vue, il semble logique, lorsqu'un vaisseau saigne, d'aller le chercher et de le lier. On a pu dire que la situation du chirurgien en présence d'un ulcère de l'estomac qui saigne est comparable à ce qu'elle est en présence d'une grossesse ectopique rompue (Villard) (1). Cette comparaison ne paraît pas juste. On ne saurait comparer ni la difficulté de la recherche de la source de l'hémorragie dans l'ulcère de l'estomac et dans la grossesse tubaire, ni l'efficacité de l'expectative dans les deux cas.

Marion, tout en se déclarant partisan en principe de l'intervention, reconnaissait que la question devait être tranchée par les chiffres de la mortalité dans l'hémorragie traitée médicalement ou chirurgicalement.

Déjà, au Congrès des chirurgiens allemands de 1897, von Leube et Mikulicz rejetaient l'intervention dans les hémorragies profuses qui mettent rapidement la vie du malade en danger.

En France, la question paraît être définitivement jugée en faveur de la non-intervention depuis la discussion de juin 1904, à la Société de Chirurgie de Paris.

Au récent Congrès de la Société internationale de chirurgie à Bruxelles, les conclusions sont généralement favorables à l'expectative dans les grandes hémorragies de l'ulcère. Cependant M. Monprofit se déclare en principe partisan de l'intervention.

Nous reconnaissons qu'à priori il soit logique de dire : un vaisseau saigne, l'hémorragie met la vie du malade en danger, il faut donc arrêter l'hémorragie en liant le vais-

____

(1) VILLARD. *Soc. des Sc. méd. de Lyon*, 11 janv. 1905.

seau qui saigne. Reste à savoir si l'intervention n'expose
pas plus le malade à la mort que le simple traitement par
le repos, la diète absolue, la ligature des quatre mem-
bres.

Or les chiffres se chargent de nous répondre. Nous
avons vu les interventions donner 66,66 % de morts, que
ce soit la gastrotomie avec ligature, excision, cautérisation, ou bien la simple gastro-entérostomie. Tandis que
l'hémorragie traitée médicalement ne compte que 5 % de
morts (Hartmann (1), Welch, Mikulicz).

Nous pouvons dire, en considérant ces chiffres, qu'il ne
faut pas intervenir dans la période d'hémorragie aiguë.
L'intervention est alors *dangereuse* et *inutile* (Ricard) (2).

L'opération est *dangereuse* parce qu'elle est longue et
difficile et que les sujets sont épuisés. Il suffit de lire,
dans la thèse de Savariaud, la description du manuel opératoire de la gastrotomie dans la recherche de la source
de l'hémorragie, pour se rendre compte que cette intervention ne saurait aller sans manœuvres longues et de
sérieux dangers de septicité. Fendre l'estomac sur une
grande étendue, en éverser la muqueuse au dehors pour
l'examiner dans ses moindres recoins demande un certain
temps. La cavité péritonéale peut être facilement infectée
au cours de ces investigations. Cependant, cette opération
quoique longue pourrait être encore assez facilement
exécutée sur un estomac qui ne présenterait aucune adhérence; mais dans les cas d'ulcères de l'estomac, des brides
de périgastrite ou même de véritables surfaces d'adhé-

<hr>

(1) Hartmann. *Bull. Soc. Chirurg. de Paris*, 3 déc. 1902, p. 1167.
(2) Ricard. *Soc. Chirurg. de Paris*, 8 juin 1904, Bull. p. 617.

rence existeront souvent. On ne pourra faire ce retour-
nement de l'estomac sans lequel l'exploration de la cavité
stomacale à la recherche du vaisseau saignant, ne saurait
être complète. On aura donc entrepris, sur des sujets
dans un état extrêmement précaire, une opération que
l'on sera obligé de laisser inachevée.

L'opération est non seulement dangereuse mais encore
souvent *inutile*. Souvent, en effet, il est impossible de découvrir la source de l'hémorragie. A côté des hémorragies
dans l'ulcère vrai de l'estomac, on ne peut pas négliger
de citer les hémorragies de l'exulceratio simplex décrite
par le professeur Dieulafoy. L'exulceratio simplex, dont la
pathogénie est encore obscure, n'est peut-être que le premier stade d'un ulcus simplex qui saigne abondamment
avant que la lésion ne soit très avancée. Dans un cas de
M. Bazy, on reconnut la coexistence des deux lésions au
cours de l'autopsie. Il y a certainement là un fait qui
plaide en faveur de la communauté d'origine. En tout
cas, le symptôme hématémèse abondante est le même
dans les deux lésions. Le diagnostic entre l'exulceratio
simplex et l'ulcus simplex est cliniquement impossible.
On est donc autorisé à tenir compte de l'existence possible de l'exulceratio dans la discussion de l'intervention
pour les grandes hématémèses de l'ulcère.

Le professeur Dieulafoy conseille l'intervention. A la
séance de l'Académie de médecine du 18 janvier 1898,
il disait : « L'opérateur ne devra pas oublier qu'un estomac
peut présenter, au premier abord, les apparences d'un
estomac sain, bien que l'exulceratio simplex ait entamé
quelque part sa muqueuse. D'où le précepte d'examiner

minutieusement la muqueuse stomacale et de contrôler, au besoin, à l'aide d'une loupe, la présence de l'exulceratio simplex à laquelle s'associent parfois des taches d'apparence ecchymotique qui servent de points de repère. »

Une lésion que l'on peut être amené, au cours d'une intervention, à rechercher au moyen d'une loupe est une lésion bien difficile à reconnaître surtout dans un organe creux comme l'estomac qui ne se présente pas dans une vue d'ensemble à l'opérateur.

Ce qui montre que l'exulceratio est parfois difficile à trouver, c'est que M. Hartmann ne put dans un cas, même sur la table d'autopsie, découvrir le siège de l'ulcération qu'après plusieurs examens (1).

La difficulté est bien plus grande sur le vivant quand les précautions que l'on doit prendre pour éviter l'infection de la cavité péritonéale gênent et limitent les manœuvres de l'opérateur. On s'expose à être obligé de refermer l'estomac sans avoir rien pu faire contre la source de l'hémorragie. C'est une chance que l'on n'a guère le droit de tenter, étant donné l'état précaire des malades et les résurrections inattendues auxquelles on assiste parfois en dehors de toute intervention.

M. Tuffier dans un cas d'exulceratio simplex de l'estomac à grande hémorragie intervint à la deuxième hématémèse. Après ouverture du ventre il ne trouva aucun signe révélant la présence d'un ulcère ou d'un cancer. La gastrotomie postérieure ne permit pas de découvrir la moindre ulcération. Il fit alors la gastro-entérostomie

(1) Th. MARION, p. 27.

postérieure. Dans les heures suivantes, de nouvelles hématémèses se produisirent et la malade mourut dans la nuit. A l'autopsie ce n'est qu'après des lavages répétés à grande eau de la muqueuse que l'on découvre sur la petite courbure une exulcération en coup d'ongle de la muqueuse, exulcération très petite au centre de laquelle on apercevait la lumière d'un minuscule vaisseau. Aussi, M. Tuffier concluait-il de la manière suivante : « Chercher, trouver et lier le vaisseau qui donne, n'est pas toujours aussi simple qu'on pourrait le croire théoriquement et si des observations incontestables de mort par hématémèse ne m'avaient, dans un cas exceptionnel, conduit à l'intervention, vu la répétition à quelques heures d'intervalle et l'abondance des hémorragies, j'aurais agi comme dans les hématémèses ordinaires de l'ulcère simple (1). »

Dans un autre cas (2) il intervint sur un malade à la demande de M. Troisier, pour des hématémèses formidables. Ce malade présentait un estomac énorme long de près de 40 centimètres. L'estomac fut incisé suivant une ligne parallèle aux vaisseaux. L'éversion de l'estomac fut impossible par suite d'adhérences périgastriques nombreuses, résultant probablement d'un traumatisme ayant nécessité une opération deux ans auparavant (plaie perforante de l'abdomen avec lésion du gros intestin). M. Tuffier introduisit la main et même l'avant-bras dans l'estomac pour rechercher par le toucher l'ulcère qui pouvait être la cause de l'hémorragie.

Il ne trouva rien que des gros caillots dont l'un énorme,

(1) TUFFIER. *Bull. Soc. Chirurg. de Paris*, 3 déc. 1902, p. 1156.
(2) TUFFIER. *Bull. Soc. Chirurg. de Paris*, 1903, p. 877.

gros comme une tête d'enfant, situé au voisinage du cardia, exhalait une odeur fétide. Après l'évacuation de l'estomac et une toilette minutieuse stomacale, le ventre fut fermé. Le malade, par la suite, ne présenta pas d'hématémèse. Bien que ce cas soit un succès à l'actif de l'intervention, nous ne pouvons nous empêcher de nous demander si c'est bien l'opération qui, n'ayant pas permis de reconnaître la source de l'hémorragie, a été la cause vraie de la guérison. Quoi qu'il en soit ce fait montre, une fois de plus, l'extrême difficulté que l'on éprouve à déceler la cause de l'hémorragie, même après la gastrotomie.

En admettant que la source de l'hémorragie soit trouvée, il ne faut pas croire que le traitement de celle-ci soit aisé pour autant. On peut être en présence d'un saignement en nappe. S'il s'agit d'un point non adhérent de l'estomac on peut en faire la résection ; nous aurons plus tard à nous prononcer sur la valeur des excisions d'ulcère. Si au contraire, l'estomac est adhérent, la conduite à tenir sera beaucoup plus difficile à définir. L'excision, là plus qu'ailleurs, entraîne des dangers et des difficultés considérables. La friabilité des tissus ne permet guère de jeter une ligature sur le vaisseau qui saigne, en admettant que celui-ci se présente béant à l'opérateur. Aussi, voyons-nous la plupart des chirurgiens être obligés de se contenter de grattage, de cautérisation. Ce sont là, il faut le reconnaître, des opérations incomplètes qui ne sont guère satisfaisantes.

Quelque séduisant qu'il soit, au premier abord, d'aller lier un vaisseau qui saigne dans l'estomac, quelque logique que paraisse à priori cette intervention, il faut reconnaître que les faits donnent ici un démenti à la logique.

Inutile, dangereuse, l'intervention chirurgicale doit être rejetée dans les grandes hémorragies à la période aiguë.

L'abondance et la répétition de ces hématémèses indiquent toutefois que l'ulcère est un danger permanent pour celui qui le porte.

Lorsque le malade sera remis de ces alertes, si le régime médical n'amène pas promptement l'amendement de tous les symptômes d'ulcère, on sera fondé à lui proposer une intervention chirurgicale.

La répétition de l'hémorragie paraît être, beaucoup plus que son abondance, le symptôme qui commande d'intervenir en dehors de la période d'hémorragie.

Les hémorragies abondantes et répétées, malgré la diète rigoureuse au cours d'une même crise, ou les hémorragies qui se répètent à plusieurs mois ou plusieurs années de distance, indiquent en effet que l'ulcère n'a que peu ou point de tendance à guérir spontanément et qu'il a besoin d'être aidé dans sa cicatrisation.

L'hémorragie abondante et unique revèle simplement une lésion qui n'est pas éteinte mais qui peut être minime, comme dans le cas d'exulceratio simplex. Comme l'hématémèse peut être dans ces cas le seul premier symptôme grave que présente un malade qui, ignorant qu'il eut un ulcère de l'estomac, ne s'est pas encore soigné, le traitement médical pourra être prolongé plus longtemps et avec plus de succès que dans les hémorragies répétées.

2° PETITES HÉMATÉMÈSES. — M. Quénu a pu dire à la Société de chirurgie de Paris (4 mai 1904) qu'au fond la division en petites et en grandes hémorragies est artificiolle, car un malade qui a eu de petites hématémèses peut en avoir de grandes et réciproquement. Cette objection est exacte, mais il n'y a guère, au point de vue des indications opératoires, qu'une question d'étiquettes que l'on met sur certaines catégories de malades. Il importe surtout de distinguer les cas où les hémorragies ne sont qu'un accident passager, de ceux où leur persistance doit les faire compter au nombre des symptômes habituels de l'ulcère.

C'est donc la persistance, la répétition de l'hématémèse qui fait l'indication d'intervenir, tandis que l'abondance crée une contre-indication temporaire.

Dans les cas de petites hématémèses chroniques cette contre-indication n'existe pas. Les hémorragies stomacales, bien qu'appartenant souvent à la symptomatologie d'ulcères anciens en voie de cicatrisation, indiquent que le processus ulcéreux n'est point complètement éteint et que la lésion progresse en étendue ou en profondeur.

Précisément parce que les malades qui ont eu de petites hématémèses répétées peuvent un jour en avoir de grandes et en mourir, l'intervention est absolument indiquée, lorsque le traitement médical demeure inefficace.

L'opération sera encore beaucoup plus nécessaire, lorsque l'examen approfondi du malade révèle des signes de sténose pylorique, quelque faibles que puissent être ceux-ci.

Dans les cas de sténose avec hémorragies, la gastro-entérostomie, en permettant une évacuation facile de l'estomac, supprime l'irritation que causent les aliments, en passant à travers un pylore rétréci et l'irritation presque permanente d'une sécrétion qui trouve une voie d'écoulement facile dans la nouvelle bouche gastro-intestinale.

Dans les cas où la sténose est spasmodique, l'anastomose de l'estomac et de l'intestin permet encore une mise au repos au moins partielle de l'estomac. L'ulcère n'est plus irrité d'une façon continue par les liquides de stase et se trouve ainsi dans de meilleures conditions pour la cicatrisation. Non seulement au point de vue mécanique mais au point de vue chimique même, l'opération a d'heureux résultats, car l'acidité du suc gastrique baisse à la suite de l'intervention du chirurgien.

Nous conclurons donc que les hémorragies stomacales répétées sont une indication de l'opération. Si l'on a pu dire que l'intervention était contre-indiquée dans la grande hémorragie, il faut entendre que c'est dans la période aiguë de ces hémorragies. L'hématémèse est comme les autres symptômes de l'ulcère, une indication opératoire, lorsque par sa persistance, elle se montre rebelle au traitement médical.

Sténoses. — Quand nous avons étudié les douleurs et les hématémèses au point de vue des indications opératoires qui en dérivent, nous avons dû citer, à différentes reprises, les sténoses du pylore.

Dans la sténose du pylore il y a toujours indication de l'intervention chirurgicale, jamais contre-indication. La sténose est un obstacle mécanique qui détermine différents accidents, douleurs, vomissements alimentaires ou sanguins, et qui amène les malades à la dénutrition progressive. L'opération supprimant précisément cet obstacle, on conçoit que c'est dans les cas de sténoses pyloriques qu'elle est le plus logique. L'expérience a montré les excellents résultats que l'on obtient dans ces cas et c'est merveille de voir renaître à la vie et à la santé de malheureux malades qui ne pouvaient plus s'alimenter depuis des semaines ou des mois.

Les signes de sténose pylorique peuvent apparaître chez des malades ayant un ulcère récent ou ancien du pylore, ou chez des malades ayant un ulcère d'un point quelconque de l'estomac.

Dans ce dernier cas la sténose est une sténose par spasme. Le spasme pylorique sera amélioré par la création d'une nouvelle bouche, mais néanmoins, comme celle-ci ne constitue pas un drainage permanent comme l'ont montré MM. Hayem, Mathieu, Soupault, le soulagement procuré au malade sera moindre qu'en cas de sténose pylorique vraie.

La sténose vraie peut être due soit à un ulcère siégeant au niveau du pylore soit à une bride de périgastrite. Dans les cas où la périgastrite est une cause de sténose extrinsèque, nous avons indiqué plus haut la conduite à tenir. Il nous reste à étudier les indications dans la sténose intrinsèque due à un ulcère en activité ou cicatrisé.

Lorsque la lésion est en pleine activité les phénomènes de sténose peuvent ne pas être ceux qui dominent la scène. Ce sont parfois les hémorragies, les douleurs, les vomissements alimentaires n'ayant que peu ou point les caractères des vomissements de la sténose, qui attirent l'attention. L'examen approfondi du malade et l'étude de la stase gastrique décèlent alors un certain degré de sté-

nose Le plus léger symptôme de celle-ci est une indication de l'intervention. Pour obtenir la guérison d'une
ulcération pylorique, il faut ou bien la supprimer radicalement ou bien dériver le cours des liquides qui viennent
irriter la surface ulcérée. Nous verrons quand nous parlerons du choix de l'intervention à quelle méthode il faut
donner la préférence, mais ce qui est presque hors de
discussion aujourd'hui c'est la nécessité d'intervenir.

L'ulcère en activité détermine aussi parfois une sténose
spasmodique. Une lésion même peu étendue peut faire
naître des symptômes très accentués de stase gastrique par
un phénomène réflexe amenant la contracture spasmodique
du pylore due à un mécanisme analogue à celui du spasme
du sphincter dans la fissure anale. Peu importe au fond
la cause réelle ce qu'il faut surtout dépister ce sont ses
premières manifestations.

Quand l'ulcère est guéri, ou en voie de cicatrisation, la
sténose par rétraction cicatricielle sera progressive. Peu
à peu, tous les symptômes s'aggravent. L'estomac se
dilate de plus en plus. Les fonctions mécaniques et chimiques s'altèrent. L'état général devient mauvais et le
malade succombe à une cachexie progressive, si une
complication telle que la tétanie ne vient pas clore par la
mort ces longues souffrances qu'une opération faite à
temps aurait terminées par une guérison.

Ce qui fait le succès dans l'intervention pour sténose,
c'est la *précocité*.

Entreprise dès les premiers signes de stase, l'opération
est faite sur un malade résistant, ce qui est une garantie
au point de vue opératoire. Le succès thérapeutique a lui

aussi plus de chance d'être obtenu lorsque l'on s'adresse à un estomac dont la distension est récente, dont la fibre musculaire n'a pas perdu ses propriétés. Les dilatations progressives sont celles qui altèrent le plus sûrement les fonctions mécaniques de l'estomac. Les fibres musculaires qui subissent une distension rapide ont plus de chance de revenir sur elles-mêmes que lorsque cette élongation se fait lentement comme dans la coarctation progressive du pylore dans la cicatrisation de l'ulcère.

Sous l'influence de la stase gastrique déterminant des fermentations stomacales et la dilatation, les fonctions chimiques s'altèrent par suite de la dégénérescence des glandes de l'estomac. L'intervention chirurgicale peut agir mécaniquement, mais elle ne saurait refaire une muqueuse stomacale dégénérée. Si certains malades n'ont retiré que peu ou point de bénéfice d'une opération, c'est que celle-ci a été faite trop tard.

Pour les douleurs et les hémorragies, le traitement médical a une importance primordiale. En ce qui concerne la sténose, il ne doit pas être négligé, mais ce n'est que le complément d'une intervention chirurgicale précoce.

Malheureusement, beaucoup de médecins ont encore à l'heure actuelle une défiance exagérée à l'égard des succès même opératoires de la chirurgie gastrique. Si chacun était convaincu de l'inefficacité du traitement médical dirigé contre une lésion qui oppose un obstacle anatomique progressif au cours du contenu de l'estomac, on n'aurait plus à déplorer des faits analogues à l'un de ceux qui figurent dans nos observations.

Il s'agissait d'un malade de 38 ans, ayant présenté,

depuis plusieurs années, des signes d'ulcère de l'estomac qui ne l'empêchaient pas de vaquer aux occupations d'une vie très active. Après une période d'amendement de quelques mois avec disparition presque complète des phénomènes gastriques, le malade commença à présenter des signes de sténose pylorique. Il fut soigné d'une façon purement médicale, mais il en arriva à ce point qu'aucun aliment même liquide ne passait plus. On voulut alors le nourrir par le rectum, mais la dénutrition s'accentuait de plus en plus. Ayant entendu parler d'opérations faites dans des cas analogues aux siens, ce malade s'échappa littéralement du milieu où il était soigné et entra à l'hôpital Saint-Louis, dans le service de notre maître, M. Ricard. L'état fut jugé si grave, que la gastro-entérostomie d'urgence, sans anesthésie générale, simplement à la cocaïne locale, fut pratiquée. Au cours même de l'intervention, on injecta au malade 300 grammes de lait dans l'intestin. Mais il était trop tard pour sauver ce malheureux qui mourut huit jours après l'intervention. Sous prétexte de le soigner sans les secours de la chirurgie, on l'avait laissé mourir de faim.

La sténose est bien l'indication opératoire la plus formelle de toutes, et celle dont il faut tenir compte de la manière la plus précoce.

En résumé, les indications de l'opération dans les ulcères de l'estomac paraissent pouvoir se poser de la manière suivante :

1. *Dans les douleurs.* — 1° Les douleurs sont dues à un

ulcère en évolution. Après échec du traitement médical rigoureusement suivi pendant un temps assez long, on aura recours au traitement chirurgical ;

2° Les douleurs sont dues à des adhérences de périgastrite. L'intervention peut seule avoir une influence sur ces phénomènes d'ordre mécanique ;

3° Les douleurs sont dues à une sténose cicatricielle ou à une sténose spasmodique. L'intervention est formellement indiquée d'une façon précoce ;

II. *Dans les hémorragies.* — 1° Dans la grande hémorragie aiguë, il ne faut pas intervenir ;

2° Dans les hémorragies répétées, lorsque le traitement médical est inefficace, on interviendra ;

3° Le moindre signe de sténose sera une indication formelle d'intervention.

III. *Dans les sténoses.* — Le moindre signe de sténose est une indication absolue de l'opération.

1° Dans les sténoses par cicatrisation d'ulcère pylorique. Ce sont les meilleurs cas ;

2° Dans les sténoses par spasme ;

L'intervention dans la sténose ne saurait être trop précoce.

CHAPITRE II

CHOIX DE L'INTERVENTION

L'intervention étant décidée en principe pour l'une des raisons étudiées au chapitre précédent, à quelle opération devra-t-on avoir recours ?

Il est certain que la conduite que l'on tiendra dépendra beaucoup des circonstances et de l'expérience que l'on aura acquise dans la chirurgie stomacale. Néanmoins, certaines règles générales peuvent être aujourd'hui déduites des cas nombreux dont on a pu apprécier les résultats immédiats ou éloignés. C'est par l'étude de ces résultats que se juge la valeur d'un procédé et il est particulièrement instructif de voir des chirurgiens évoluer et abandonner progressivement la gastrectomie pour la gastro-entérostomie dans les cas d'ulcères, au fur et à mesure que leur pratique augmente et que cependant leur habileté technique se perfectionne aussi.

Les deux opérations types de la chirurgie de l'ulcère sont l'excision et la gastro-entérostomie. L'une doit guérir le malade en le débarrassant de sa lésion, l'autre le met simplement en meilleure situation pour la guérison. La valeur comparative de ces deux méthodes a été vivement discutée. Les récents rapports et les discussions à la

Société internationale de chirurgie à Bruxelles, donnant les documents les plus récents sur la question, ont contribué à la présenter sous son véritable jour.

D'après Monprofit (1) voici les cas publiés jusqu'alors de gastrectomies pour ulcères.

Czerny 1887; Maydl 1891. Cordua, König, Mikulicz, Grad, Jonas, Salomon, Lambotte, Keen, Price, Roux 1893; Schuchardt 1891, Horrocks 1895. Compland et Sutton 1894. Kolaczek, Krögius, Brenner 1896, 2 cas, 2 guérisons; opérations de Hofmeister Cutter et Elliot, Armstrong, Gilford, Mikulicz 1897; Monprofit 1898; Nicoll 1900; Kellock 1902. Groves, Taruffi 1902; Arthur Evans 1903; Jaboulay 1905.

La gastrectomie qui supprime la lésion par l'excision de l'ulcère est une opération rationnelle, elle présente *a priori* un certain nombre d'avantages.

En premier lieu elle supprime radicalement la lésion anatomique existante s'opposant ainsi à la production des accidents immédiats tels que les hémorragies.

En second lieu, il semble qu'elle doive s'opposer au développement du cancer chez les ulcéreux, la greffe cancéreuse se faisant sur les cicatrices d'ulcères anciens qui dégénèrent. En supprimant l'ulcère et sa cicatrice possible on s'oppose ainsi, pour l'avenir, à la production d'un épithélioma.

Il faut noter cependant que seule la lésion ulcéreuse actuelle est supprimée. Quoique l'on ait vu le chimisme stomacal s'améliorer au point de vue de l'acidité grâce à

(1) MONPROFIT. Résultats et indications de la gastrectomie. *Archives prov. de Chirurgie*. Janv. 1906.

l'exérèse, nous devons reconnaître que la cause réelle de l'ulcère nous échappe. En conséquence, un malade qui a fait un ulcère pourrait bien après la gastrectomie en faire un second. La sécurité de ce côté ne sera donc pas absolue.

Comme aucune méthode chirurgicale ne permet d'atteindre la cause réelle et ignorée de l'ulcère de l'estomac, cette objection ne serait que de faible importance, si la gastrectomie partielle ne donnait pas une mortalité plus considérable que les autres interventions.

Mikulicz, au XXVI° Congrès de la Société allemande de chirurgie en 1897, considérait la résection de l'ulcère comme l'opération la plus dangereuse que l'on pût diriger contre lui. Il classait les opérations en deux catégories, en prenant la pratique de Billroth et la sienne ; avant et après 1891.

Avant 1891, la résection fournissait 39,3 % de morts, la gastro-entérostomie antérieure 43,5 %, la pyloroplastie 23,8 %.

Après 1891 les résultats s'améliorent : la résection donne 27,8 % de morts, la gastro-entérostomie 16 %, la pyloroplastie 13,2 %.

On voit donc, de 1891 à 1897, les résultats s'améliorer, mais c'est surtout la mortalité de la gastro-entérostomie qui tombant de 43,5 % à 16 %, a diminué.

Depuis 1897, les résultats sont sans cesse devenus meilleurs. Mayo Robson au Congrès de la Société internationale de chirurgie (Bruxelles, 1905) accuse une mortalité de 1 % dans sa clientèle privée, de 3,7 % dans l'ensemble de toutes les gastro entérostomies qu'il a pratiquées.

Sans pouvoir toujours compter sur des résultats aussi bons, il est certain qu'aujourd'hui la gastro-entérostomie dans l'ulcère de l'estomac est une opération peu meurtrière, quand elle est bien faite sur des sujets suffisamment résistants.

Par contre, la résection de l'ulcère a donné toujours de très forte mortalité et dernièrement au Congrès de Bruxelles notre maître, M. Ricard, indiquait, dans sa pratique personnelle, une mortalité de 30 %. Ali Krogius qui défend l'excision a eu trois morts sur 13 cas.

La *multiplicité* des ulcères est l'un des obstacles à la cure radicale de ceux-ci. Brinton dans une statistique de 463 cas comptait 7 malades présentant deux ou plusieurs ulcères. Carles dit que dans 13 % des cas il existait plus d'un ulcère. Riedel signale 28 ulcères uniques pour 30 multiples soit la multiplicité dans plus de 50 %. On peut donc dire que la coexistence de plusieurs ulcères est relativement fréquente. Dans l'une de nos observations, la malade présentait trois ulcères : un pylorique, un autre sur la petite courbure, un troisième sur la grande courbure (Observ. II). Dernièrement, M. Ricard opérait un malade ayant un ulcère du pyloro cicatrisé tandis qu'un autre ulcère en pleine évolution siégeait sur la petite courbure.

Si l'on voulait dans des cas analogues à ceux-là tenter la cure radicale des ulcères, on se trouverait non plus conduit à la gastrectomie partielle mais à la gastrectomie totale. Si une semblable opération est légitime dans certains cas de cancer de l'estomac, elle paraîtrait singulièrement hasardée dans le cas d'ulcère et nous ne sachons pas que jamais aucun opérateur l'ait tentée.

La coexistence de plusieurs ulcères a pu être méconnue et la cure radicale d'un des ulcères a été tentée (Schuchardt-Rotgans). Schuchardt opéra une malade pour un ulcère de la petite courbure dont il fit l'excision. Au bout d'une quinzaine de jours, le malade mourut. L'autopsie permit de constater un second ulcère plus gros que le premier et situé en un point inaccessible. Schuchardt faisait remarquer à ce sujet que les deux tiers seulement de l'estomac sont accessibles à l'exploration, fait qui n'a rien de surprenant surtout si l'on songe que l'estomac est ordinairement dilaté dans ces cas. D'ailleurs, dit-il, l'excision de plusieurs ulcères de l'estomac constituerait une véritable prouesse chirurgicale que ne justifierait pas même un cas de succès (*Semaine médicale*, 1894, p. 203).

L'étendue de l'ulcère peut être aussi une contre-indication à toute tentative d'extirpation. Cruveilhier a rencontré un ulcère qui mesurait 16 cent. 5 de long sur 8 cent. 5 de large. Ces dimensions sont évidemment tout à fait exceptionnelles, mais même dans les cas d'ulcères de dimensions moyennes pour que la résection porte en tissu vraiment sain, on est souvent obligé de réséquer une portion considérable de la paroi stomacale. On croyait primitivement avoir affaire à une lésion petite et n'avoir à enlever que peu de tissus et au moment où l'on doit combler la perte de substance, on se trouve en présence d'une brèche énorme.

On éprouve généralement de très sérieuses difficultés dans la fermeture de la plaie stomacale. On est obligé de prendre des tissus où l'on peut et de les rapprocher

comme l'on peut. Lorsque ce travail pénible est achevé,
on a en face de soi un estomac d'une forme bizarre, plissé
et tiraillé dans tous les sens. Chez l'une des malades de
M. Ricard (Obs. III) une suture très difficile donnait
comme résultat une réunion en étoile dont le centre
répondait à la petite courbure. L'opération n'avait pas duré
moins d'une heure. Cinq ans après, on devait intervenir
à nouveau, les douleurs et les vomissements n'ayant point
cessé. On comprenait, à la seconde laparotomie, que cet
estomac, gros comme une poire, de forme irrégulière,
tiraillé par des adhérences au niveau de ce qui représen-
tait la petite courbure, ne pouvait fonctionner normalement.

Les difficultés que l'on éprouve à fermer la brèche gastrique dépendent également du *siège* de l'ulcère.

Les ulcères de la face antérieure sont ceux qui se prê-
teraient le mieux à l'extirpation. Dans certains cas de
périgastrite antérieure où il existe une véritable symphyse
de l'estomac à la paroi abdominale, l'opérateur peut se
trouver conduit tout à coup dans la cavité stomacale. Il
peut alors être logique de curetter les bords de l'ulcère et
d'en tenter la résection. C'est la conduite que tint le
professeur Terrier dans deux cas relatés dans la *Chirurgie
de l'estomac*, de Terrier et Hartmann (Obs. XV et XVI de
cet ouvrage). La résection peut donc, dans certaines
nécessités spéciales être tentée, pour les ulcères de la
face antérieure. Encore faudra-t-il, comme le fit M. Terrier,
compléter l'intervention par une gastro-entérostomie.

Mais l'ulcère de la face antérieure est loin d'être le
plus fréquent. Il compte même parmi les plus rares avec
ceux de la grande courbure et de l'extrémité cardiaque.

D'après Debove et Renault, la face postérieure serait le siège de prédilection de l'ulcère stomacal (43 %), viendraient ensuite la petite courbure et l'extrémité pylorique.

L'extirpation des *ulcères de la face postérieure* est extrêmement difficile surtout en raison des adhérences de l'ulcère qui s'est parfois creusé en plein tissu pancréatique (Obs. II). Essayer l'extirpation, c'est s'exposer à des hémorragies contre lesquelles on se trouve désarmé, car elles se font en nappe dans la profondeur.

Les ulcères de la petite courbure se présentent également dans de mauvaises conditions. L'excision est parfois opératoirement possible, comme dans le cas que nous a cité plus haut M. Ricard (Obs. III), comme dans le cas suivant du professeur Jaboulay.

« Le malade, âgé de 42 ans, présentait des signes gastriques remontant à dix ans. Depuis trois ou quatre mois il présentait des douleurs très vives surtout après les repas, dans certaines positions. Le syndrome de la sténose pylorique existait. Il avait eu deux ou trois hématémèses. Objectivement il y avait sensibilité extrême à l'épigastre avec signes de dilatation gastrique, sans que l'on perçut de tumeur pylorique. Il n'y avait pas de ganglions. Le chimisme était celui de l'ulcère.

« On trouva en réalité deux ulcères à la laparotomie. L'un cicatriciel, occupait le pylore ; l'autre encore en activité et très étendu avait envahi toute la petite courbure. Il y avait là un gros ulcère calleux, constitué par un trou à l'emporte-pièce, dans lequel rentrait la phalangette du petit doigt, au centre d'une plaque indurée formée par les tuniques gastriques et l'épiploon gastro-hépatique. C'était un ulcère en évolution qui causait et les hématémèses et la sténose, en fronçant la petite courbure et en coudant le pylore lui-même, très perméable au niveau de la cicatrice susdite. Il n'y avait aucun ganglion suspect. D'ailleurs l'examen histologique montra qu'il ne s'agissait pas de greffe néoplasique.

« Malgré le siège profond de cet ulcère et son étendue, M. Jaboulay en pratiqua l'extirpation, en raison des accidents possibles d'hémorragie, de perforation et de dégénérescence auxquels la gastro-entérostomie ne pare pas, on le sait, d'une façon absolue. Telles sont les raisons qui font que M. Jaboulay préconise la résection des ulcères en activité, lorsque les adhérences sont peu intimes et que l'état général des malades le permet. Ici, cette extirpation conduisit à emporter toute la petite courbure du pylore au cardia, dans une incision curviligne parallèle à la grande courbure gastrique. Cette brèche fut suturée d'arrière en avant par trois surjets superposés, de façon qu'il ne puisse y avoir de coudure et que toute la réduction de volume de l'estomac porte sur la hauteur de ses deux faces. Ceci fait, la cavité gastrique se trouva réduite au calibre d'une anse grêle ; une gastro-entérostomie complémentaire était inutile. L'opération avait duré quarante minutes. Le shock immédiat fut considérable. A sa sortie le malade a repris 2 kilos. La digestion est bonne et il n'y a plus de vomissements. » (Société nationale de médecine de Lyon, 19 décembre 1904. *Lyon médical*, 1905, 15 janvier.)

Nous avons relaté cette très belle observation parce qu'elle paraît renfermer, outre un beau succès, un cas tout à fait rare d'ulcère de la petite courbure, dont l'excision permit la réfection d'un estomac ayant une forme présentable.

Il n'est pas niable que l'extirpation de la petite courbure ne puisse être réussie. M. Ricard a eu ainsi des succès opératoires, et cependant il a renoncé à cette opération dangereuse. Quand on commence une résection d'ulcère, on ne sait pas jusqu'où l'on peut être entraîné et, si dans certains cas, comme celui de M. Jaboulay, on peut refaire un estomac qui ne soit pas trop difforme, on ne sait jamais à l'avance comment on pourra faire ses sutures. Tout dépend de la forme de la résection. Celle-ci est subordonnée à des facteurs qui ne relèvent aucunement du chirurgien, la forme et les dimensions de l'ulcère.

Les ulcères du pylore peuvent être enlevés par une opération mieux réglée que ceux des autres régions de l'estomac. La pylorectomie permet l'ablation de ces ulcères et d'une portion assez étendue de l'estomac tout en conservant à celui-ci une forme suffisamment régulière, pour qu'il ne soit point par la suite une cause de souffrance.

La pylorectomie a été faite un certain nombre de fois, pour ulcère ayant ou non donné lieu à de la sténose. Voici les cas signalés par Monprofit dans son rapport au Congrès de Bruxelles (1905).

Résections pyloriques pour ulcère : Jessop, 1905. Chaput, 1897. Jonnesco, 1902 (ulcère simple dégénéré). Sterling, 1903. Gouilloud, 1905.

Résections pyloriques pour rétrécissements du pylore. Dreydorff (*Beiträge z. klin. Chirurg.* Tübingen, 1804, T. XI. p. 333), citait 27 pylorectomies pour sténoses non cancéreuses.

Marion 19 pylorectomies pour ulcères avec rétraction cicatricielle, avec 11 morts, soit 57,9 % de morts.

2 cas de Monprofit : 14 septembre 1895 (Th. Canonne), 15 novembre 1905.

La pylorectomie peut convenir aux cas où le pylore demeurant libre d'adhérences, l'opération se présente dans des conditions toutes spéciales de facilité et de rapidité. Nous ne voyons guère dans ces cas d'objection sérieuse à y faire. Cependant alors, la gastro-entérostomie se présente aussi avec les meilleures chances de réussite et la pylorectomie même facile est toujours une opération moins simple et plus dangereuse. Elle est moins simple parce qu'elle exige un plus grand nombre de sutures plus difficiles à faire, et aussi parce que, comme il est toujours possible qu'il y ait en même temps un autre ulcère qui passe inaperçu dans une autre région, le procédé de choix paraît être le Billroth deuxième manière. Dans ce procédé, le dernier temps est la création d'une gastro-entérostomie, qui permet une évacuation facile de l'estomac par une bouche déclive : c'est là ce qui fait que l'on devra le préférer aux autres, si l'on se décide à la pylorectomie contre la gastro-entérostomie. Mais alors on termine son intervention par la gastro-entérostomie qui paraît être suffisante dans la majorité des cas.

Les cas de pylorectomie facile sont rares. La pylorectomie semble de plus alors une opération à peine meilleure et à mortalité plus élevée que la gastro-entérostomie. La gastro-entérostomie donnant précisément ses meilleurs résultats dans les cas d'ulcère du pylore, pourquoi recourir à une opération plus complexe, alors que l'on aurait pu agir plus simplement ?

Le seul argument vrai pour la pylorectomie, est tiré de la dégénérescence cancéreuse possible de l'ulcère. Si l'on considère que cette dégénérescence est, paraît-il, assez fréquente mais qu'il nous a été impossible de trouver un seul cas de dégénérescence cancéreuse, à la suite de la gastro-entérostomie, on pourra être fondé à croire que la gastro-entérostomie est une opération qui s'oppose, sinon radicalement, du moins généralement à la dégénérescence épithéliomateuse de l'ulcère ou de sa cicatrice.

Pour ce qui est de l'espoir de guérir radicalement un ulcère par son excision, il faut faire remarquer, comme nous l'avons déjà dit plus haut, que l'on ne fait que supprimer l'ulcère, dont nous ignorons la cause vraie, et que la reproduction d'un autre ulcère est toujours possible (Mikulicz, Rotgans).

La multiplicité des ulcères, la possibilité d'ulcères passant inaperçus au cours même de l'opération ont la même valeur comme arguments contre la pylorectomie que contre les autres gastrectomies. Nous n'avons plus à y insister.

Quoi qu'il en soit, la pylorectomie *facile* est défendable dans les cas d'ulcères simples de l'estomac. Aussitôt qu'elle devient un peu difficile, elle doit être rejetée, car elle fait courir au malade des risques considérables.

Dans les cas où l'on soupçonne la possibilité de la dégénérescence cancéreuse de l'ulcère, la pylorectomie est formellement indiquée. Nous dirons même que dans ces cas, la gastrectomie, malgré ses dangers, doit être tentée, car la gravité du cancer l'emporte sur celle de l'opération. Ces considérations dépassent presque les limites de notre sujet, car dans ces cas où l'on suppose la dégénérescence, ce n'est plus l'ulcère, mais le cancer que vise le chirurgien dans son intervention.

Il faut reconnaître que, dans certains cas, le diagnostic est bien difficile entre le cancer et l'ulcère, même au cours de l'opération, lorsque l'on tient la lésion entre les doigts. La valeur de la sensation d'induration spéciale du cancer est toute dans l'interprétation que l'on sait en faire et celle-ci dépend énormément de la finesse du tact du chirurgien et de son expérience. La conduite opératoire relèvera alors surtout de l'impression que l'on a, sans qu'il soit possible de cataloguer les caractères différentiels entre les sensations que fournissent certains ulcères et certains cancers.

Nous relatons plus loin cinq cas de pylorectomies faites par M. Ricard. Dans les cinq cas, le diagnostic posé avant l'intervention avait été celui d'ulcère. Quatre fois sur cinq on fit la pylorectomie, parce qu'on redoutait le cancer.

Une seule fois le diagnostic de la dégénérescence ne prêtait à aucune confusion et c'est pour cela que l'on n'hésita pas à faire la résection de la plus grande partie de la petite courbure, depuis l'extrémité pylorique presque jusqu'au cardia. Cette opération fut complétée par une gastro-entérostomie postérieure. Dans ce cas, la gravité de la lésion dépassait celle de l'opération.

Dans un autre de ces cinq cas, la tumeur pylorique donna par sa consistance la crainte qu'elle ne soit en voie de dégénérescence. M. Ricard pratiqua alors la pylorectomie. L'estomac étant tout petit, sa surface de section était à peine plus grande que celle du duodénum. Il était tentant de faire une suture termino-terminale de l'estomac et du duodénum sans rétrécir la plaie stomacale. C'est ce qui fut fait. Les suites opératoires furent moins simples que d'ordinaire. La malade eut quelques hématémèses noires peu abondantes. Il est certain que le surjet du côté de l'estomac n'était point complètement hémostatique, que la tranche stomacale devait être un peu froncée, car malgré tout, l'estomac avait une surface de section un peu plus grande que celle du duodénum. Quoique la malade ait guéri, cette modification du Billroth première manière ne paraît pas recommandable. Dans ce cas encore, la lésion était telle que l'on pouvait recourir à une opération grave.

L'examen de la pièce montra en effet, qu'il s'agissait d'un ulcère dégénéré, mais ce n'est qu'après certaines hésitations que les histologistes affirmèrent la dégénérescence maligne.

Ce fait prouve combien il est difficile d'être renseigné sur la nature exacte d'une tumeur stomacale.

Les faits de tumeurs stomacales purement inflammatoires sont à ce sujet particulièrement intéressants. Certains malades que l'on avait considérés après laparotomie même comme atteints de néoplasme, semblèrent démontrer par l'évolution de leur maladie que la néoformation était purement bénigne.

En 1894, à la Société de chirurgie, le professeur Terrier (1) rapportait un cas où une tumeur que l'on considérait d'après ses caractères et son évolution comme un néoplasme, s'améliora et finit par disparaître à la suite

(1) *Soc. chirurg.* Paris, 16 mai 1894. Bull. p. 424.

d'un traitement médical. Il rapprochait de ces faits un cas de Landerer où la section d'adhérences amena la guérison, un cas de Lange où l'on enleva une tumeur en croyant à un néoplasme et où l'examen montra qu'il n'y avait qu'une ulcération d'adénome, et un cas de Tricomi où une cicatrice adhérente de l'estomac déterminait de la gastralgie. Ces faits ne paraissent pas tous rentrer exactement dans le groupe des tumeurs stomacales purement inflammatoires.

Au contraire, l'observation de néoplasme fibreux de l'estomac pris pour un cancer et guéri par la laparotomie exploratrice, publiée par Dayot (1) en 1895, montre l'évolution bénigne et la disparition complète d'une tumeur que l'on avait jugée inextirpable et telle que l'on n'avait même pas tenté la gastro-entérostomie. L'opération exploratrice était du 28 avril 1894. Le 30 septembre 1895, la malade enceinte se portait bien et l'examen le plus minutieux ne révélait aucune trace de la tumeur.

Dernièrement à la Société des Sciences médicales de Lyon (8 février 1905) des observations du professeur Jaboulay étaient rapportées ayant trait à des pseudo-tumeurs inflammatoires dépendant d'ulcères pyloriques ayant guéri à la suite de la gastro-entérostomie.

Dans la première observation, le diagnostic de cancer greffé sur un ulcère avait été fait sur un homme de 63 ans. Le 29 juin 1904, on fit au malade une première laparotomie. On trouva une petite tumeur annulaire du pylore qui parut nettement de nature cancéreuse. En raison de

(1) *Soc. Chirurg.* Paris, 30 oct. 1895, p. 633.

l'état général on fit la gastro-entérostomie au bouton de Jaboulay. En trois mois, le malade engraissa, puis reperdit du poids et recommença à vomir.

Le 9 décembre 1904, croyant que la nouvelle bouche avait été envahie par le cancer, M. Jaboulay fit une nouvelle laparotomie. La bouche d'anastomose était rétrécie mais non envahie. Le pylore était incomplètement sténosé et laissait passer une certaine quantité du contenu stomacal. Dans ces conditions, une fois le spasme pylorique supprimé par la gastro-entérostomie, la néo-bouche devait se rétrécir puisque l'orifice physiologique devenait quasi suffisant. On fit alors une deuxième gastro-entérostomie au bouton à côté de la première. On n'osa pas encore faire la pylorectomie toujours en raison de l'état général. On la réserva pour une troisième intervention.

Celle-ci fut faite le 12 janvier 1905. On ne trouva plus trace de tumeur pylorique. Elle avait disparu en laissant un peu d'épaississement des tuniques gastriques.

Dans cette observation, on assiste à la disparition progressive de la tumeur inflammatoire.

La seconde observation du professeur Jaboulay a trait à une malade qu'il avait opérée, en 1902, pour ulcère ancien avec sténose par pyloroplastie. Celle-ci avait amené d'abord un soulagement, puis les accidents étaient revenus. Le 3 novembre 1904, on faisait une deuxième laparotomie. On trouvait alors une tumeur de la dimension d'une grosse noix, dure et calleuse, d'aspect inflammatoire. On se décida pour une gastro-entéro-anastomose. Le 24 janvier 1904, la malade revint avec des vomissements bilieux le matin et des douleurs fixes dans la région du pylore.

L'état général était très amélioré. Devant ces phénomènes gastriques et se souvenant des doutes que l'on avait eu sur la nature de la tumeur, M. Jaboulay se décida à une nouvelle intervention. Celle-ci fut faite le 26 janvier 1905 et révéla la disparition de la tumeur pylorique. Il n'y avait plus que quelques petits points calleux nettement inflammatoires. On fit à leur niveau une pylorectomie de faible étendue, dirigée contre le phénomène douleur.

Ici encore les opérations successives permirent de saisir sur le fait la disparition progressive des tumeurs inflammatoires à la suite de la gastro-entérostomie.

Dans un cas de M. Mauclaire (1), on crut, à la suite d'une régression apparente de la tumeur, qu'il s'agissait d'une tumeur inflammatoire, mais plusieurs années après, la malade succomba à une néoplasie maligne.

Il s'agissait d'une femme de 27 ans, malade depuis deux ans, qui portait dans la région pylorique une tumeur grosse comme le poing qui déterminait des phénomènes de sténose.

Sur le conseil du professeur Le Dentu, malgré la mobilité de la tumeur, mais en raison de l'état de cachexie de la malade, M. Mauclaire se contenta de faire une gastro-entérostomie postérieure.

Deux mois après l'intervention, la palpation, même profonde et pendant l'expiration, ne permettait plus de sentir la tumeur pylorique. La digestion était parfaite. Cinq mois après, la guérison était maintenue.

En octobre 1901, au XIV⁴ Congrès français de chirurgie,

_____

(1) *Soc. Chirurg.* 3 mai 1899, Bull. p. 481.

M. Mauclaire apportait la suite de cette observation. Deux ans après sa première intervention, il avait dû intervenir à nouveau pour pratiquer une pylorectomie, la tumeur pylorique, après une régression apparente ayant reparu. L'examen histologique de la pièce a pu alors être fait, et les préparations ont été présentées à la Société anatomique. Or les avis ont été partagés.

Les uns considéraient la tumeur comme du néoplasme bénin, les autres affirmaient qu'il s'agissait d'un cancer. M. Mauclaire nous a appris que cette femme avait fini par succomber à un cancer.

M. Hartmann, dans le rapport qu'il fit à la Société de Chirurgie de Paris, sur la première phase de l'évolution de cette tumeur (3 mai 1899), remarquait que les cas de tumeurs bénignes simulant le cancer étaient exceptionnels. Il citait un cas de Monprofit, où celui-ci extirpa une tumeur qui fut reconnue comme étant de nature inflammatoire, et occupant l'épaisseur des parois stomacales.

Certaines observations, comme celles du professeur Jaboulay, ne laissent aucun doute possible sur la régression réelle de certaines tumeurs. D'autres comme celles de M. Mauclaire, font douter que la régression soit vraie.

L'un des premiers effets de la gastro-entérostomie est, en permettant l'évacuation facile de l'estomac, de permettre aux tuniques stomacales de reprendre leur tonicité. La réduction du volume de l'estomac entraîne l'ascension de la tumeur qui, venant se cacher sous les fausses côtes, échappe alors à l'exploration. Ces deux mécanismes de la régression vraie, et de la régression apparente ont été signalés par M. Tuffier à la séance de la Société de Chirurgie de Paris du 25 octobre 1899 (1).

M. Ricard (2) estime que la disparition de la tumeur est due surtout à la différence de statique de l'estomac. La vidange facile de cet organe, à la suite de la gastro-entérostomie, favorise la disparition de la tumeur.

Certains cas, comme celui de M. Mauclaire, montrent l'extrême difficulté du diagnostic de la nature des tumeurs. Celui-ci a cependant un intérêt primordial, non seulement au point de vue du pronostic éloigné, mais encore au point de vue de l'opération à entreprendre. On est exposé à faire la gastro-entérostomie dans des cas de tumeurs malignes, où la pylorectomie eut été possible. On peut faire la pylorectomie, opération grave, dans des cas où une gastro-entérostomie eût été suffisante.

Malheureusement, le critérium entre la tumeur bénigne d'origine inflammatoire et la néoplasie maligne manque absolument. Nous avons vu les difficultés que peuvent éprouver les anatomo-pathologistes eux-mêmes pour se prononcer sur la nature d'une pièce confiée à leur examen.

M. Tuffier pense (Soc. de Chirurgie de Paris, 1902, 23 juillet) que puisque les signes cliniques font défaut, on peut recourir à l'examen du sang qui lui a donné les résultats les plus probants dans nombre de cas.

M. Ricard ne croit pas que l'examen du sang fournira des résultats bien satisfaisants. Il se base sur de nombreux examens faits par son chef de laboratoire (Soc. chirurg. de Paris, 23 juillet 1902).

(1) *Bull. Soc. chirurg. de Paris*, 1899, p. 836.
(2) *Bull. Soc. chirurg. de Paris*, 1899, p. 839.

Dans certains cas, l'examen histologique des ganglions fournira des renseignements. On peut alors faire une opération en deux temps. Dans une première laparotomie on fera une gastro-entérostomie et si l'on peut on enlèvera un ganglion dont on fera l'examen histologique. Si celui-ci montre la dégénérescence cancéreuse, dans une seconde intervention, on pratiquera l'ablation de la tumeur. On se trouvera ainsi avoir fait un Billroth deuxième manière, mais en deux laparotomies successives.

Dans les cas où l'opérateur aura la conviction qu'il s'agit de tumeur maligne, il devra, toutes les fois que cela sera possible, en pratiquer l'ablation.

C'est ce qu'a fait M. Ricard dans quatre observations qui figurent dans le présent travail. L'examen histologique montra que son impression avait été vraie et qu'il s'agissait bien de tumeur maligne. Dans un cas, les hésitations de l'opérateur furent éprouvées aussi par les histologistes qui cependant finirent par affirmer la dégénérescence maligne d'un ulcère.

Sauf dans les cas où l'on aura des raisons de croire que l'ulcère est en voie de dégénérescence, on donnera la préférence à la gastro-entérostomie en raison de sa simplicité et de sa bénignité.

Son seul inconvénient est de laisser subsister la lésion. La dégénérescence cancéreuse demeure donc possible, mais elle doit être bien rare. Nous n'avons pu en rencontrer aucun exemple. A un moment où l'ulcère de l'estomac donne lieu, au point de vue chirurgical, à tant de travaux, il nous semble probable que si l'on avait observé des cas de transformation à la suite de la gastro-entérostomie, ces cas eussent été recueillis et mis en lumière par les rares adversaires de la gastro-entérostomie.

Dans quelques cas, la gastro-entérostomie s'est montrée inefficace pour entraver les accidents dûs à un ulcère en évolution.

Une malade de M. Hartmann (1) est morte huit jours après une gastro-entérostomie d'une ulcération de l'artère pancréatique. Dans ce cas, il semble que l'excision de l'ulcère eût été bien difficile et que l'hémostase au niveau du tissu pancréatique eut été peut-être impossible.

M. Quénu (2) a publié l'observation d'un malade qui mourut sept jours après une gastro-entérostomie d'une hématémèse rouge qui sortit à flot de sa bouche. La mort survint en moins de dix minutes. L'autopsie montra un large ulcère siégeant sur la face postérieure et la petite courbure immédiatement en dedans du pylore. L'orifice même n'était pas intéressé. L'ulcère mesurant environ 5 centimètres de hauteur sur 3 centimètres de longueur, avait son fond constitué, sur l'étendue d'une pièce de cinquante centimes, par le tissu hépatique. La dissection des vaisseaux avoisinant l'ulcération montra que l'hémorragie provenait d'une ulcération de l'artère hépatique au-dessus du point où elle fournit l'artère pylorique.

Dans ce cas encore, on peut se demander si l'extirpation, étant donné qu'on eut voulu la tenter, eut été possible. Une lésion, qui huit jours après une intervention détermine l'ulcération d'un gros vaisseau, ne devait pas être bien loin au moment même de l'opération d'amener,

(1) HARTMANN, *Soc. Chirurg. de Paris*, 1er juin 1904. Bull. p. 583.
(2) QUÉNU, *Soc. Chirurg. de Paris*, 4 mai 1904. Bull. p. 447.

quoique l'on fasse, une hémorragie mortelle. Si l'on avait tenté l'extirpation de l'ulcère l'hémostase immédiate aurait-elle pu être faite? Rien n'est plus difficile que d'arrêter une hémorragie en plein tissu inflammatoire. Comme dans ces cas le tamponnement n'est pas possible, l'opérateur peut se trouver désarmé contre l'hémorragie.

Si ces malades sont morts ce n'est peut-être pas parce que l'on a fait la gastro-entérostomie et non la gastrectomie mais parce que la gastro-entérostomie a été faite trop tard.

Il y a cependant des malades pour lesquels la gastro-entérostomie a été inefficace et chez lesquels l'excision de l'ulcère a donné une guérison. Tel est le malade du professeur Jaboulay dont voici l'observation (1) :

« Il s'agissait d'un homme de 48 ans qui souffrait depuis un an de douleurs vives. Il présentait des hématémèses rouges peu abondantes mélangées aux aliments vomis et surtout des mélœnas. Ces hémorragies intestinales, de la valeur de cinquante à cent grammes, se renouvelaient fréquemment, en dernier lieu au point d'être journalières. De temps en temps de grands vomissements alimentaires, de saveur acide, apparaissaient. L'examen de l'épigastre révélait une légère sensibilité pylorique. Il n'y avait pas de tumeur. Il n'y avait pas de rétention gastrique prolongée après le repas. Le suc gastrique contenait de l'acide chlorhydrique, pas d'acide lactique.

« En somme on faisait le diagnostic d'ulcère du pylore peu sténosant à forme hémorragique, situé probablement sur le versant duodénal en raison des mélœnas.

(1) Jaboulay. *Soc. des Sciences méd. de Lyon*, 11 janv. 1905.

« Une première laparotomie (25 novembre 1904) confir-
mait le diagnostic. On trouvait un pyloro entouré de brides
de périgastrite, peu rétréci, présentant une induration
du volume d'un pois sur la face antérieure. Une gastro-
entérostomie au bouton fut pratiquée. Les suites de cette
intervention furent assez simples. Le malade en fut gran-
dement soulagé. Les digestions devinrent normales et
surtout les douleurs disparurent. Mais trois jours après
les mélœnas reparurent, d'abord discrets, puis de plus en
plus importants, si bien qu'au bout de dix jours, les
hémorragies intestinales devenaient quotidiennes et même
bi-quotidiennes.

« Devant cet échec, M. Jaboulay pratiqua une seconde
laparotomie, le 20 décembre 1904. L'ulcère pylorique fut
excisé et la perte de substance fermée transversalement
comme pour une pyloroplastie. L'ulcère de la dimension
d'un pois, siégeait sur la face antérieure de l'anneau
pylorique, sans empiéter sur le versant duodénal. Le
diagnostic pré-opératoire était donc en défaut de ce
côté.

« L'anastomose gastro-intestinale fut vérifiée. Elle était
en bon état. Le malade, au moment de la communication,
était opéré depuis vingt-deux jours.

« Sans doute, il est prématuré, disait l'opérateur, de pré-
tendre qu'il est guéri, mais certaines conclusions peuvent
se tirer de ce cas.

« Chez ce malade, la gastro-entérostomie avait été efficace
contre les douleurs et les phénomènes de sténose incom-
plète du pylore mais avait échoué contre les hémorragies.
Cet échec doit être considéré comme exceptionnel. Dans

la majorité des cas on n'est pas obligé d'avoir recours à l'excision de l'ulcère. »

On peut donc conclure, que dans les ulcères hémorragiques de l'estomac, il faut faire d'abord la gastro-entérostomie et secondairement, s'il y a lieu, l'excision de l'ulcère.

Les conclusions inspirées par cette observation sont parfaitement justes. La conduite tenue dans ce cas est d'autant plus rationnelle que le Billroth deuxième manière paraît être préférable dans le cas d'ulcères, en permettant une évacuation plus sûre et meilleure de l'estomac. Si l'on fait d'abord la gastro-entérostomie et que celle-ci échoue, on sera toujours autorisé à tenter autre chose et à faire dans un second temps l'excision de l'ulcère. Ainsi se trouve réalisée en deux opérations la pyloroctomie de Billroth deuxième manière.

Quand les indications opératoires dans l'ulcère ont été discutées, nous avons fait remarquer que les ulcères hémorragiques n'étaient pas les cas les plus favorables pour l'intervention chirurgicale. Néanmoins, dans nombre de cas, la gastro-entérostomie a fourni d'heureux résultats. C'est elle qui paraît répondre à la majorité des cas. Au récent Congrès de la Société internationale de Chirurgie à Bruxelles (1905), les rapporteurs ont généralement conclu en faveur de la gastro-entérostomie (Montprofit, Rotgans, Mattoli, Mayo Robson, von Eiselsberg, Jonnesco). Dans la discussion qui suivit, Hartmann, Sinclair, White, Ricard, Cardenal se déclarèrent également partisans de la gastro-entérostomie tandis que von Rydygier (de Lemberg) soutenait la résection.

Les avantages de la gastro-entérostomie sont de divers ordres.

En premier lieu, c'est une opération *à mortalité très faible* : 7 à 8 % (Rotgans), 1 % (Mayo Robson). Dans les observations que nous rapportons plus loin et qui sont tirées de la pratique de M. Ricard nous relevons deux morts. Sur ces deux morts, l'une est due à l'état de faiblesse extrême du malade que l'on n'osa même pas soumettre à l'anesthésie générale. Ce malade atteint de sténose cicatricielle très marquée n'aurait certainement pas succombé si l'on avait pu intervenir à temps. L'autre cas de mort de cause assez obscure n'était peut être qu'un de ces cas de faux *circulus viciosus* qui viennent de faire l'objet de communication à la Société de Chirurgie et que quelques chirurgiens (Dolbet) tendent à ranger dans la dilatation aiguë de l'estomac.

En second lieu, la gastro-entérostomie est une *opération facile*, surtout si on la compare aux difficultés extrêmes de la réparation dans les excisions d'ulcères. Lorsque l'estomac se laisse bien attirer dans la gastro-entérostomie postérieure, lorsque l'on peut opérer complètement hors du ventre, nous avons vu généralement M. Ricard ne pas mettre plus de vingt à vingt-cinq minutes quelquefois moins, pour terminer son opération. Le temps que l'on mettra sera naturellement variable suivant l'habileté et l'expérience des opérateurs, mais il n'est pas exagéré de dire que l'on mettra trois fois moins de temps en moyenne pour faire une gastro-entérostomie que pour faire une excision d'ulcère. Il n'y a pas dans cette question de temps une simple question de brio opératoire. Souvent les malades sur lesquels on intervient, sont dans un état assez précaire, la durée de l'anesthésie, la prolongation des manœuvres abdominales, interviennent pour augmenter le shock opératoire le danger des complications pulmonaires.

En troisième lieu, la gastro-entérostomie *convient à tous les cas*. Sans réaliser un drainage permanent, surtout au bout d'un certain temps puisque la néo-bouche finit par fonctionner comme un véritable pylore, il n'est pas niable que la gastro-entérostomie facilite l'évacuation de l'estomac et réalise ainsi une sorte de mise au repos de l'organe.

Son action se fait sentir sur toute la surface de la muqueuse gastrique et sur toute la musculature. Si muscle et glandes ne sont point trop altérés, on assiste assez rapidement à l'amélioration des phénomènes perçus par le malade. Même dans les cas où il persiste encore un peu de stase à la suite de la gastro-entérostomie, celle-ci a d'heureux effets sur la douleur et surtout sur les accidents de sténose.

La gastro-entérostomie convient à tous les cas pour une autre raison encore, c'est que l'on peut toujours la pratiquer en tissu sain. Même dans les cas d'ulcères très étendus ou d'ulcères multiples, on trouvera toujours un espace sain des tuniques stomacales assez étendu pour pouvoir réaliser l'anastomose. Dans toutes les observations que nous avons dépouillées dans le service de M. Ricard, nous n'avons pas trouvé de cas où la gastro-entérostomie ait été impossible, parce que l'on ne pouvait trouver un endroit sain où faire la nouvelle bouche. Si par hasard, la face postérieure était trop adhérente dans la profondeur, on se résoudrait à faire la gastro-entérostomie antérieure, mais en se souvenant que ses indications ne sont faites que de l'impossibilité de faire l'anastomose postérieure. Dans ces cas, pour éviter le circulus visiosus, on devra compléter l'opération par une entéro-anastomose.

C'est précisément parce qu'elle est facile, simple, et qu'elle convient à tous les cas qu'il paraît bien inutile de rechercher autre chose que la gastro-entérostomie.

On lui reproche quelques échecs. Dans ces cas il est logique, si les accidents persistent, de chercher à faire mieux. La gravité des accidents légitiment alors les risques d'une excision. Tel a été le cas du professeur Jaboulay que nous citions plus haut.

Il semble que l'on doive d'ailleurs distinguer parmi les échecs de la gastro-entérostomie. Nous venons d'avoir un exemple récent d'échec chez un hystérique atteint d'ulcère de l'estomac. L'observation de ce malade envoyé par M. Mathieu à M. Ricard figure dans la thèse de Jullich : nous la rapportons tout au long plus loin. Mais depuis la publication de cette thèse, ce malade est rentré à nouveau à Saint-Louis. Comme il présentait une stase légère, on a fait une seconde laparotomie qui a montré que la néo-bouche était parfaitement perméable et fonctionnait admirablement, d'autre part la cicatrisation de l'ulcère au niveau du pylore était petite et paraissait peu sténosante. Que conclure de ce fait, sinon que les névropathes sont un détestable terrain chirurgical, quand on vise la guérison des accidents gastriques qu'ils peuvent présenter.

Toutefois lorsqu'il y a, en même temps que névrose,

une lésion anatomique, on peut tenter l'opération. Dans l'une des observations qui figurent à la fin de ce travail, le malade atteint vraisemblablement d'ulcères petits et multiples, subit comme première intervention une jéjunostomie. Les douleurs terribles, ressemblant aux crises gastriques du tabes, ne furent aucunement calmées. M. Ricard, estimant que la mise au repos de l'estomac est mieux assurée par la gastro-entérostomie qui évacue rapidement la cavité stomacale que par la jéjunostomie qui y laisse séjourner le suc gastrique, fit une gastro-entérostomie. Les douleurs ne cessèrent point. Le malade rentra à Andral dans le service de M. Mathieu, et là, on lui fit du tubo-gavage à la poudre de viande. Dernièrement nous vîmes ce malade heureux, ne souffrant plus. Quelle est dans ce cas, la part de la chirurgie, la part de la médecine ?

C'est que nulle part ailleurs autant que dans la thérapeutique de l'ulcère de l'estomac, médecine et chirurgie ne se doivent une mutuelle assistance.

De même que le premier mot appartient au médecin, de même le dernier lui appartient aussi. Lorsque le chirurgien a créé une anastomose, qu'il a mécaniquement soulagé l'estomac, il ne doit pas oublier que le muscle est malade, que la muqueuse ne secrète pas normalement. Une anastomose ne peut rien que soulager l'estomac mais elle ne peut ni atteindre la cause vraie de l'ulcère ni refaire une muqueuse saine. Au contraire, la médecine peut, en fixant un régime après l'opération, en ne demandant au muscle et à la muqueuse qu'un travail proportionné à leur état, aider puissamment au rétablissement des fonctions normales de l'estomac.

Il est certain que la gastro-entérostomie ne supprime pas la maladie, mais elle en pallie singulièrement les accidents et permet, à des malades, qui sans elles seraient morts, de vivre en observant quelques prescriptions. Ceux dont elle trompe l'attente sont ceux qui lui ont trop demandé.

Lorsque l'on examine les cas où la gastro-entérostomie paraît avoir échoué partiellement, on reconnaît que le plus souvent les malades une fois opérés, se trouvant très améliorés se sont crus guéris et n'ont plus gardé aucun ménagement à l'égard de leur estomac. Si l'on voulait donner à ce fait une forme paradoxale on pourrait dire que c'est parce que la gastro-entérostomie a trop bien guéri à un moment certains malades que ceux-ci sont retombés.

Mattoli rappelait dans son rapport du Congrès de Bruxelles que l'on avait pu dire de la gastro-entérostomie qu'elle méritait de devenir *populaire*. Pour qu'elle devienne populaire, il faut un procédé qui, simple, facile, donne au point de vue du fonctionnement de la bouche les mêmes garanties et les mêmes résultats que les procédés les plus complexes.

Cette simplicité, cette facilité relative, cette excellence des résultats, nous les avons toujours vus dans le procédé de gastro-entérostomie postérieure qu'emploie depuis plusieurs années notre maître M. Ricard, procédé basé sur la suspension verticale de l'anse anastomosée qui a été décrit par Ricard et Chevrier dans la *Gazette des Hôpitaux* (24 janvier 1905). C'est lui que nous reprenons à nouveau dans le chapitre suivant.

CHAPITRE III

TECHNIQUE DE LA GASTRO-ENTÉROSTO-MIE POSTÉRIEURE A SUSPENSION VER-TICALE DE L'ANSE ANASTOMOSÉE.

I. *Incision de la paroi abdominale*. — La laparotomie sus-ombilicale doit être faite assez basse. Il n'y aura généralement aucune hémostase à faire.

II. *Inspection de la lésion*. — On palpera avec soin les différentes régions de l'estomac. C'est le toucher qui fournira les premiers renseignements et généralement les meilleurs sur le siège et la nature probable de la lésion. Il permettra de reconnaître s'il existe des adhérences de la face antérieure ou de la région pylorique.

III. *Effondrement du méso-côlon transverse*. — On recherche le côlon transverse que l'on sort de l'abdomen. On l'étale sur une compresse de manière à présenter à l'opérateur la face inférieure du méso-côlon que l'on effondrera aux ciseaux dans un point avasculaire.

IV. **Mise en position de l'estomac et du jéjunum avant la suture.** — 1° Par la boutonnière mésocolique on attire *le plus que l'on peut* et *lentement* la face postérieure de l'estomac jusqu'*au voisinage de la petite courbure*. On est averti que l'estomac est amené autant que possible par la sensation de résistance.

L'estomac ainsi amené est confié à l'aide qui le maintient et le présente à l'opérateur (*Fig* 1).

2° On recherche l'anse jéjunale faisant suite à l'angle duodéno jéjunal. Pour cela on tire sur l'intestin jusqu'à ce que l'on sente une résistance.

Prenant l'intestin, l'opérateur le présente à la face postérieure de l'estomac que maintient l'aide qui n'a pas bougé, de manière à accoler verticalement estomac et intestin *en rapprochant les parties qui tiennent* (petite courbure, angle duodéno-jéjunal). Deux petites pinces de Kocher maintiennent au contact la face postérieure de l'estomac et l'intestin (*Fig.* 2).

L'intestin ne doit pas tirailler sur la ligne de suture. Pour cela on laissera quelques centimètres d'intestin entre l'angle duodéno-jéjunal et le point où commencera la suture.

V. **Sutures et création de la bouche anastomotique.** — 1° *Surjet séro-séreux postérieur* avec une aiguille à main droite ou légèrement recourbée en commençant par en bas au voisinage de la petite courbure, en finissant à la grande. L'anse jéjunale se trouve ainsi accolée à l'estomac sur toute la hauteur de la face postérieure de celui-ci. On repère les deux extrémités de ce surjet.

2° *Incision de l'intestin.* — On commence dans la création de la bouche par l'ouverture de l'intestin, car celui-ci est toujours vide.

Cette incision *ne portera que sur la moitié supérieure de la portion d'intestin* fixée telle qu'elle se présente à l'opérateur.

3° *Incision de l'estomac.* — Cette incision est faite en regard de l'incision intestinale, c'est-à-dire près de la grande courbure (*Fig.* 3).

4° *Surjet total postérieur* prenant toute l'épaisseur des tranches postérieures accolées des bouches stomacale et intestinale (*Fig.* 4).

Sous peine de perdre un peu de temps, il ne faut pas prendre séparément et à chaque point du surjet chacune des lèvres de la boutonnière, mais les perforer d'un même coup d'aiguille.

5° *Surjet total antérieur* se faisant exactement de la même manière que le postérieur. On peut employer le même fil (*Fig.* 5).

6° *Surjet séro-séreux antérieur* que l'on solidarise avec le postérieur (*Fig.* 6).

Les deux surjets séro-séreux sont faits au catgut fin, les surjets totaux à la soie fine.

7° On fixe les lèvres de la boutonnière mésocolique à la face postérieure de l'estomac par deux ou trois points de suture au catgut.

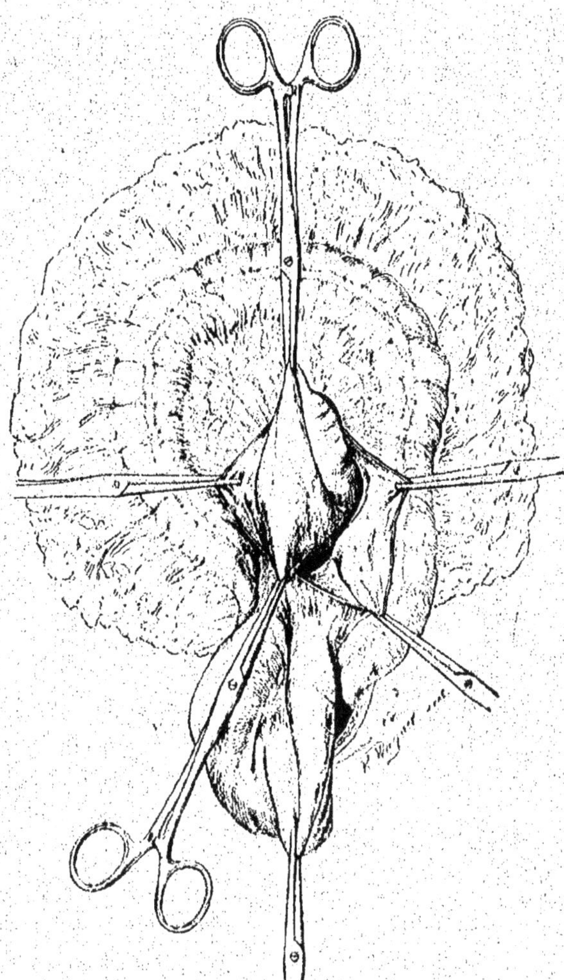

Fig. 1. — Le mésocôlon a été effondré. L'opérateur a attiré l'estomac jusqu'à ce qu'il ait la sensation de résistance. La petite courbure est en bas. Les doigts de l'opérateur, glissés le long de la colonne vertébrale, ont ramené une anse qui est la bonne car elle tient dans la profondeur.

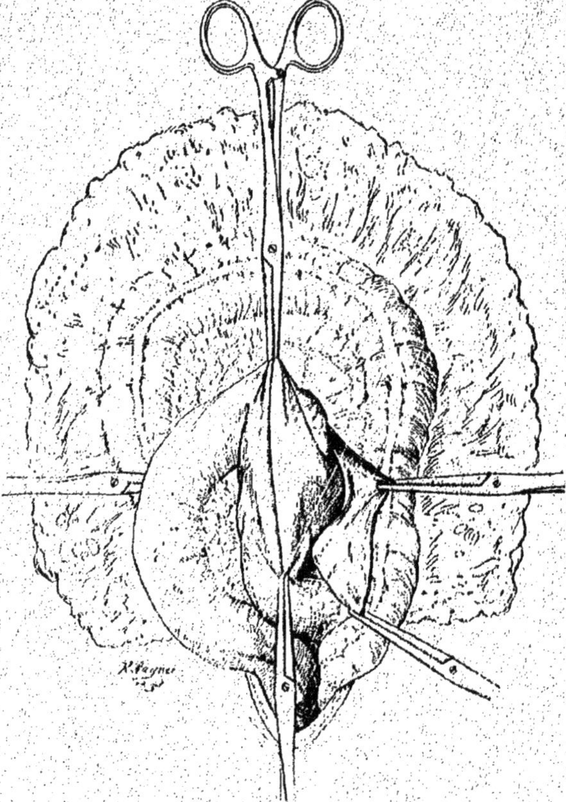

Fig. 2. — L'opérateur a rapproché *ce qui tient* du côté stomacal (petite courbure) *de ce qui tient* du côté intestinal (angle duodéno-jéjunal). Deux pinces maintiennent l'intestin accolé à la face postérieure de l'estomac.
Tout est en bonne place pour la création de la bouche.

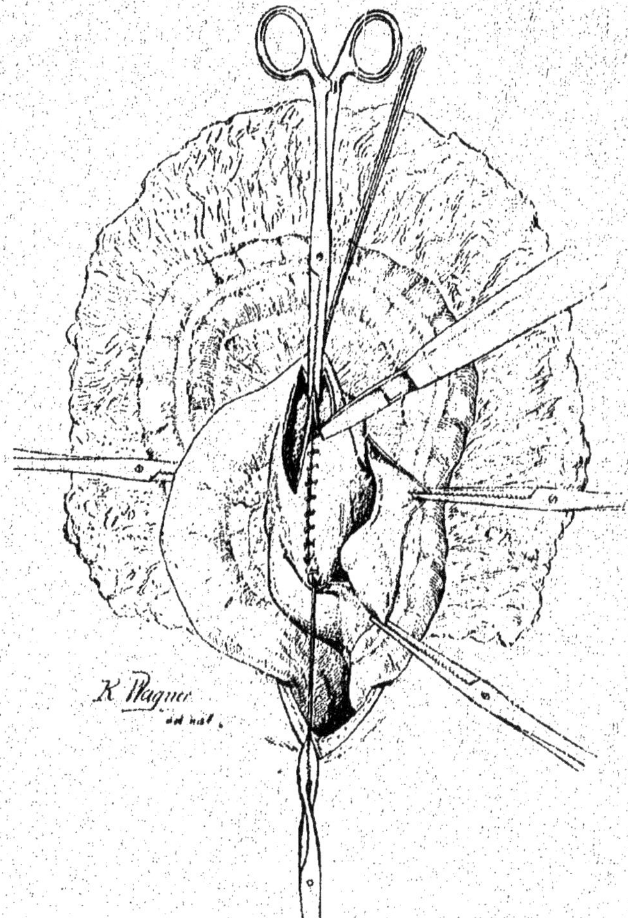

Fig. 3. — Le premier surjet séro-séreux est fait. L'incision intestinale est faite la première, car l'intestin est toujours vide. Elle n'est faite qu'à la partie supérieure de l'anse qui deviendra inférieure quand celle-ci, réduite, aura repris sa situation normale. Le bistouri incise l'estomac en regard de la bouche intestinale.

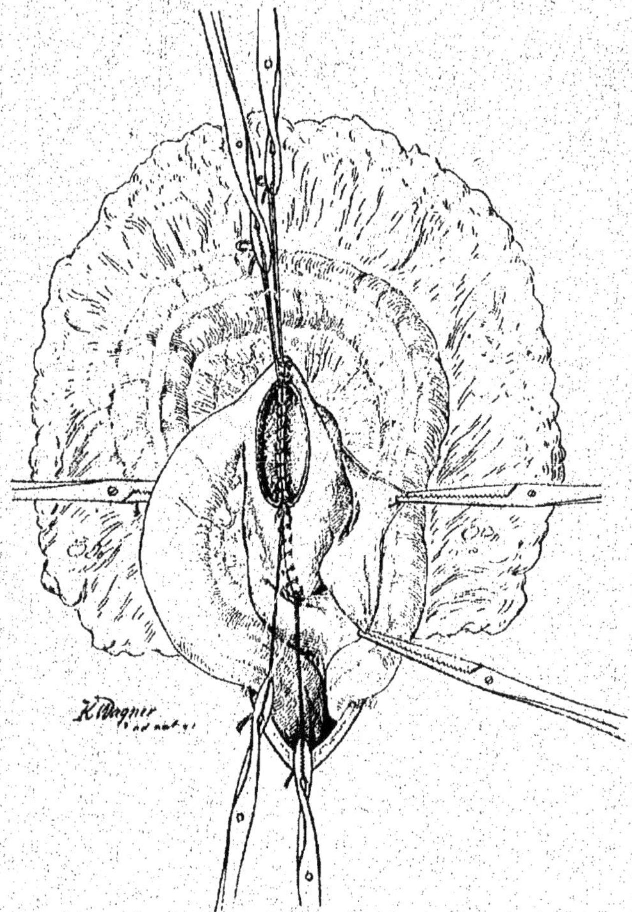

Fig. 4. — Le surjet total postérieur est fait. Les lèvres des incisions stomacale et intestinale avaient été repérées et accolées par des pinces qui ont permis de les traverser d'un seul coup d'aiguille. Ces pinces sont enlevées.

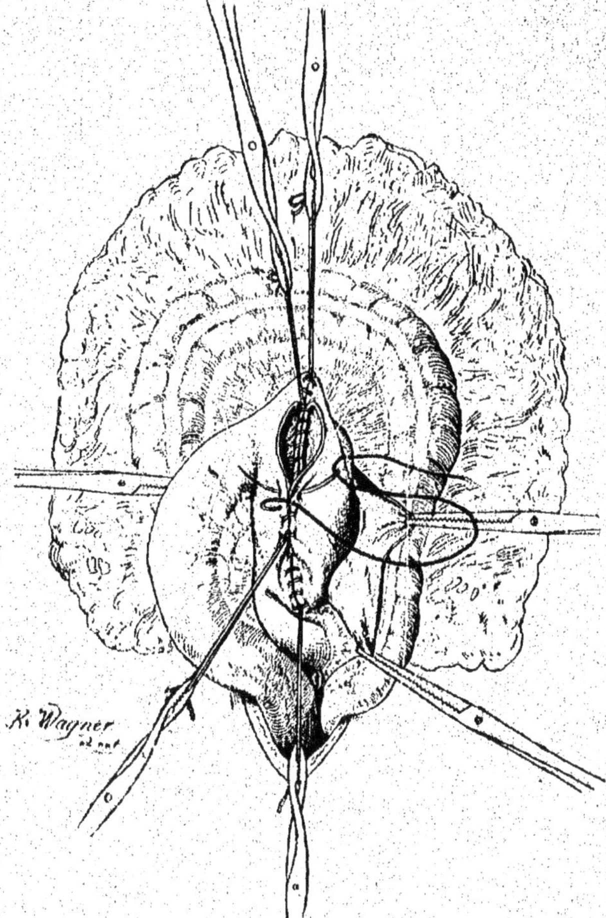

Fig. 5. — L'aiguille a déjà fait un tiers du deuxième surjet total.

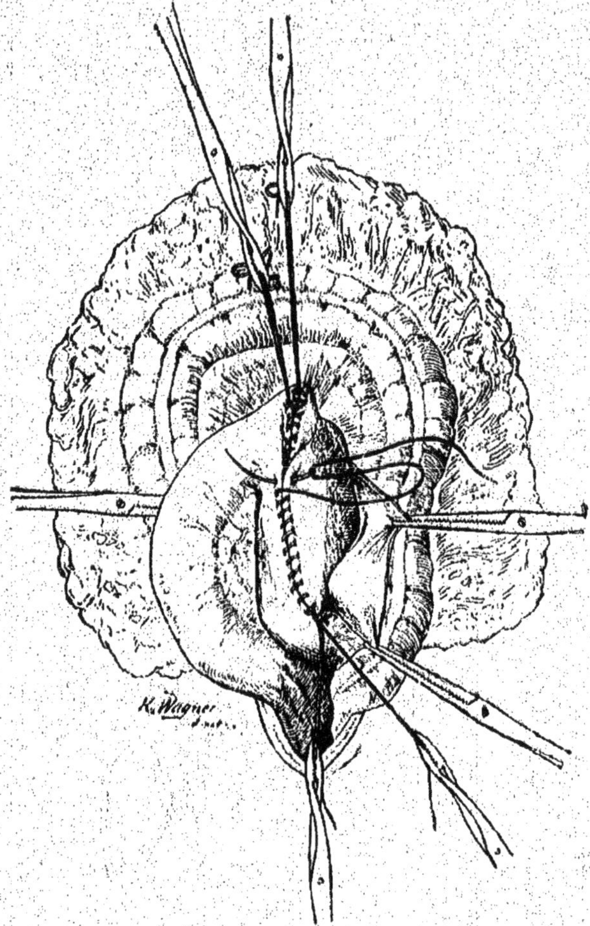

Fig. 6. — L'aiguille achève le deuxième surjet séro-séreux qui sera solidarisé
avec le postérieur.

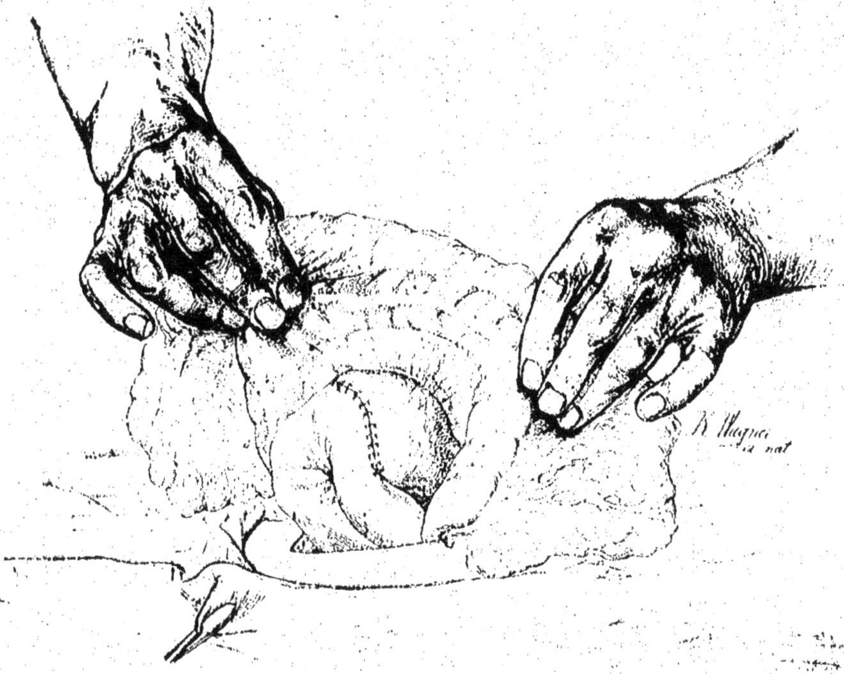

Fig. 7. — L'anastomose est terminée. Les mains de l'opérateur ébauchent le mouvement de bascule qui s'achèvera quand les viscères vont rentrer dans l'estomac. Ce qui était supérieur au cours de l'opération, c'est-à-dire la néo-bouche, va devenir inférieur. Ce qui était inférieur, c'est-à-dire la partie de la suture séro-séreuse qui dépasse la bouche, va devenir supérieur. Ainsi se trouve réalisée la suspension haute.

VI. *Réduction des viscères dans l'abdomen. Suture de la paroi abdominale*. — Toute l'opération s'est faite en dehors de l'abdomen. Une fois l'anastomose terminée, il ne reste plus qu'à réduire dans le ventre l'estomac et le jéjunum anastomosés, le côlon et son méso. Pour cela, tandis que l'aide soulève au moyen de pinces les lèvres de la plaie, l'opérateur réduit doucement les viscères qui généralement rentrent d'eux-mêmes.

« Dans ce mouvement de bascule, ce qui était inférieur devient supérieur, ce qui était supérieur est inférieur, et désormais l'intestin descend accolé à la face postérieure de l'estomac sur toute la hauteur de cette dernière. *De cette large fusion, la moitié inférieure seule correspond à la bouche, la moitié supérieure (elle était inférieure au moment de l'exécution) est tout entière en suspension*. »

Nous soulignons cette phrase de l'article de Ricard et Chevrier (*Gazette des Hôpitaux*, 24 janvier 1905, p. 101), car quelques chirurgiens, croyant faire le procédé décrit plus haut, ont fendu sur toute la hauteur de la ligne de suture l'estomac et l'intestin. On obtient ainsi une bouche énorme. Cette technique ne serait, en somme, que l'exagération du procédé de Pétersen qui, sans faire de suspension, se contente de faire une bouche verticale.

Il faut naturellement faire une bouche large, mais il n'est pas nécessaire de la faire trop large et de plus, ce qui constitue l'originalité du procédé et ce qui en fait la valeur au point de vue du fonctionnement de la bouche, c'est la *suspension verticale*.

Pourvu que la bouche de dimensions suffisantes soit en un *point très déclive*, peu importe qu'elle soit verticale, oblique ou horizontale.

Aussi, dans les cas où l'estomac se laisse mal abaisser, où l'on a peu d'espace pour les sutures sur la face postérieure de l'estomac, M. Ricard a-t-il coutume de prendre toute la hauteur de cette face postérieure pour faire *la suspension*. « Puis inclinant l'intestin vers l'extrémité pylorique, il fait une bouche presque horizontale près de la grande courbure. On a ainsi une bouche en forme de L majuscule renversée ⌐ : la branche verticale est la branche de suspension, la branche oblique correspond à la bouche. »

Importance de la suspension verticale dans la gastro-entérostomie postérieure. — Toute l'importance de la suspension verticale est dans le fait de *l'impossibilité pour l'anse intestinale descendante de faire un éperon au niveau de la bouche.*

L'anse tombant normalement le long de la face postérieure de l'estomac, la bouche de gastro-entérostomie étant déclive, les aliments contenus dans l'estomac passeront naturellement dans le jéjunum sans qu'il leur soit possible de refluer vers le bout duodénal (*Fig.* 8).

« Les liquides duodénaux qui arriveront par le bout fixe, descendront naturellement la paroi postérieure de l'intestin sans avoir aucune tendance à entrer dans l'estomac. »

Cette impossibilité de la formation d'un éperon au niveau de la bouche gastro-intestinale n'existe pas dans les autres procédés de gastro-entérostomie postérieure. Même dans le procédé de Petersen (*Fig.* 9) qui avec sa bouche verticale paraît être l'un des meilleurs ; on conçoit

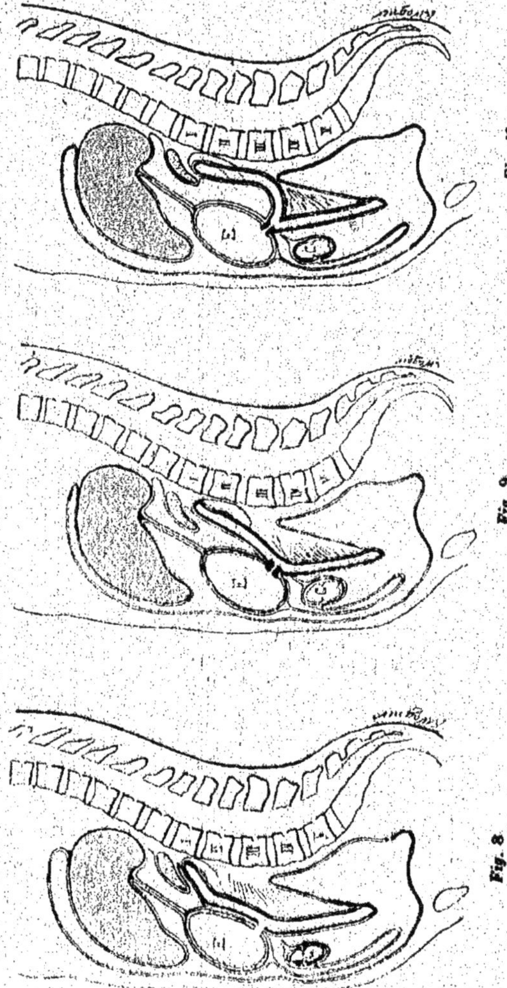

Fig. 10

Fig. 9

Fig. 8

que certaines défectuosités de fonctionnement de la bouche soient possibles.

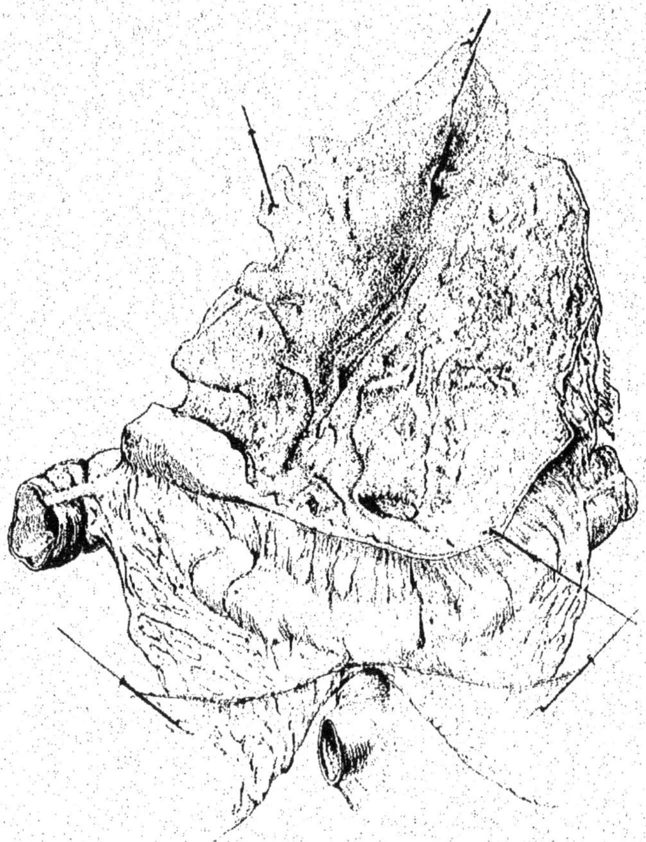

Fig. 11. — Montrant la déclivité de la bouche d'anastomose. L'estomac ouvert laisse voir vers la grande courbure l'orifice créé par la gastro-entérostomie. L'intestin accolé à la paroi postérieure de l'estomac touche verticalement depuis sa suspension au voisinage de la petite courbure jusqu'à la boutonnière mésocolique. (Pièce provenant de l'autopsie d'un cancer du pylore, opéré d'urgence de gastro-entérostomie et mort un mois après).

« Si la portion intestinale qui est en amont de l'anse

anastomosée est un peu longue, disent Ricard et Chevrier, elle pourra se couder en S, elle ne descendra plus régulièrement derrière l'estomac et ainsi se formera un éperon (*Fig.* 10).

De même, si la grande courbure de l'estomac ne descend pas aussi bas que la figure Petersen (qui représente un estomac dilaté) ou si l'angle duodeno-jéjunal est bas situé, la portion en amont pourra devenir ascendante et ainsi se formera de nouveau un éperon. Une valvule pourra se développer qui gênera le fonctionnement de la bouche, causera du reflux des liquides duodénaux dans l'estomac et peut-être de la stase gastrique suivie de *circulus viciosus*. »

Objections que l'on pourrait faire à la suspension verticale. — Ricard et Chevrier ont prévu une objection que l'on pourrait faire à la suspension verticale et ils y ont répondu par avance. Si la portion de l'anse jéjunale que l'on a eu soin de laisser en amont de l'anastomose pour éviter le tiraillement sur les sutures, a été prise trop longue, on pourrait craindre que cette anse intestinale n'ait à suivre un trajet ascendant avant d'atteindre la petite courbure. Les liquides duodénaux pourraient ainsi stagner dans le duodénum, l'orifice de décharge se trouvant situé trop haut.

Mais dans ce cas le duodénum se remplirait peu à peu et le reflux étant impossible du côté pylorique, quand le niveau des liquides aurait atteint l'orifice jéjunal, par le mécanisme du trop-plein les liquides duodénaux s'écouleraient dans l'intestin.

Le duodénum et la portion adjacente du jéjunum fonctionneront d'ailleurs comme un véritable siphon dès que se produira la première déplétion stomacale. Le contenu de l'estomac passant dans l'intestin produira un appel du côté duodénal et suffira à amorcer le siphon.

Dernièrement sur un malade gastro-entérostomisé depuis dix-huit mois que l'on réopéra, en croyant à un mauvais fonctionnement de la bouche, nous avons pu constater que l'extrémité jéjunale était dilatée par rapport à l'extrémité duodénale, ce qui montre que même dans ce cas qui n'avait pas été heureux au point de vue thérapeutique, la stase des liquides duodénaux ne saurait être invoquée.

Cette stase duodénale, ainsi que le font remarquer Ricard et Chevrier, si elle existe, doit être d'ailleurs infiniment rare et cela pour des raisons d'ordre purement anatomique.

L'angle duodéno-jéjunal est situé au niveau de la première ou deuxième lombaire, or c'est précisément le niveau où, d'après les traités classiques d'anatomie, se trouve la petite courbure.

Ce procédé de gastro-entérostomie nous paraît réaliser tous les avantages. Il est simple, il met à l'abri de toute méprise dans l'orientation de l'anse intestinale.

Il n'exige que quatre sujets. Il est donc infiniment moins complexe que le procédé en Y de Roux. Ce dernier est d'ailleurs un excellent procédé qui a donné de très bons résultats à son auteur d'abord et à certains chirurgiens qui, comme Monprofit d'Angers, en ont fait un très grand nombre. Le procédé en Y est plus long à exécuter, il demande au moins quarante minutes. Il nous paraît moins sûr en ce sens qu'il exige des sutures plus nombreuses.

Le procédé que nous préconisons est plus rapide, il ne demande que vingt-cinq minutes quand l'estomac et l'intestin se laissent bien amener hors du ventre.

On reproche à tous les procédés de gastro-entérostomie latérale, antérieure ou postérieure, de permettre le reflux biliaire dans l'estomac. Nous croyons avoir montré, à la suite de Ricard et Chevrier, combien ce reflux était difficile dans le procédé à suspension verticale bien exécuté. De plus nous savons que le reflux biliaire n'a pas une grande importance au point de vue de la digestion stomacale. Son inocuité est aujourd'hui démontrée tant par l'expérimentation sur les animaux, que par les opérations de cholécysto-gastrostomie faites chez l'homme. Dastre Ruggero, Oddi, Masse en ont fait la démonstration chez le chien. Le professeur Terrier pratiqua la première cholécysto-gastrostomie et l'absence de troubles gastriques engagea d'autres opérateurs à suivre son exemple. Nous avons pu voir personnellement dans le service de notre maître M. Ricard, deux malades cholécysto-gastrostomisées qui ne présentèrent à la suite de leur opération aucun trouble digestif.

L'entéro-anastomose ne met pas à l'abri du reflux biliaire. M. Hartmann ayant examiné deux cas de gastro-entérostomie, avec entéro-anastomose, a trouvé du reflux biliaire dans les deux cas. Il est vrai que dans le second examen pratiqué chez un de ces malades, quatre mois après l'opération montra la disparition de la bile.

La gastro-entérostomie en Y serait le seul qui ne donne pas de reflux biliaire. M. Monprofit a bien voulu nous faire savoir par l'intermédiaire de notre collègue Grüget, que jamais, sur près de 200 cas de gastro-entérostomie par le procédé en Y, il n'avait observé le reflux de la bile dans l'estomac. Ce procédé lui ayant donné pleine satisfaction, il ne recherche même plus si ce reflux existe.

Cette objection du reflux biliaire, n'est d'ailleurs qu'une objection toute physiologique, puisque l'expérimentation sur l'homme et les animaux a montré, ainsi que nous le disions, que la digestion stomacale n'est nullement influencée par la présence de la bile dans l'estomac. Tavel, dans une étude sur le reflux dans la gastro-entérostomie (*Revue de chirurgie* 1901) conclut que les accidents que l'on a pu observer par le reflux, à la suite de certaines gastro-anastomoses paraissent dûs plutôt à la présence du suc pancréatique (Schlumsky).

Ces accidents du reflux paraissent être en somme bien rares, et il semble que l'on ne puisse guère les mettre en parallèle, avec les avantages que fournit une opération facile, comme la gastro-entérostomie avec suspension verticale de l'anse.

La simplicité est donc sa supériorité sur le procédé en Y.

Sa sécurité au point de vue de l'orientation de l'anse intestinale anastomosée, et au point de vue du bon fonctionnement de la bouche, font qu'il est de beaucoup préférable au procédé de gastro-entérostomie, tel que l'a décrit von Hacker.

Lorsque l'on fait la suspension verticale de l'anse jéjunale, si l'on a bien soin de prendre ce qui tient du côté stomacal (petite courbure), et de le rapprocher de ce qui tient du côté intestinal (angle duodéno-jéjunal), toute

méprise est impossible, la suspension sera bien faite, et
la bouche bien placée. Dans les autres procédés de gastro-entérostomies postérieures, il faut pratiquer la détor-
sion de l'anse jéjunale (manœuvre de Lücke-Rockwitz).
Cette manœuvre n'est pas difficile à exécuter, mais une
méprise est toujours possible, si l'aide présente mal une
anse, que l'on aura primitivement bien placée. Comme le
circulus viciosus sera fatal dans les cas où, l'anse étant
mal placée, le péristaltisme stomacal et le péristaltisme
intestinal s'exerceront en sens inverse, on comprend que
ce soit un avantage, d'avoir un procédé qui ne permet aucune erreur dans l'orientation de l'anse anastomosée.

Nous croyons avoir suffisamment montré quelles garanties offrait la suspension verticale au point de vue : 1° de
l'évacuation du contenu stomacal; 2° de l'évacuation des
liquides duodénaux, pour n'avoir plus à y insister.

Il nous est arrivé souvent d'entendre dire que le procédé de gastro-entérostomie décrit pour la première fois
par Ricard et Chevrier était employé par tous les chirurgiens faisant la gastro-entérostomie postérieure. Nous
sommes persuadés du contraire. Certains croient le faire
qui l'ignorent complètement faute d'en avoir lu la description ou de l'avoir vu faire. D'autres, comme ceux qui
fendent l'estomac et l'intestin sur toute la hauteur de la
ligne de suture, le font mal. C'est pourquoi il nous a paru
utile de revenir et d'insister sur certains temps de l'opération.

M. Ricard emploie ce procédé depuis de nombreuses
années. La description n'en avait nulle part paru avant
l'article de la *Gazette des Hôpitaux* où Ricard et Chevrier

décrivirent la suspension verticale de l'anse, point parti-
culier de la technique de la gastro-entérostomie dont ils
montrèrent l'importance (2 janvier 1905).

Au Congrès de la Société internationale de Chirurgie
à Bruxelles (septembre 1905), M. Cardenal de Barcelone
déclarait vouloir fixer un point de technique qui lui paraissait important : Voici en substance sa description :

« La première portion du jéjunum ayant été mise à nu
après renversement de l'estomac par en haut et déchirure
du méso-côlon transverse, on soulève légèrement cette
première portion du jéjunum, on la porte au contact de
la portion préparée de l'estomac, tout en conservant toujours sa position verticale ou parallèle à l'axe du corps.

Cette petite manœuvre doit se faire très doucement et
sans forcer : il faut tirer autant du jéjunum que de l'estomac, pas plus de l'un que de l'autre, car c'est justement
cette sensation de résistance égale des deux viscères à
leur déplacement momentané qui garantit leur parallé-
lisme et donne la mesure exacte du point dans lequel on
doit les anastomoser. On ne saurait fixer en centimètres
la distance du ligament de Treitz ou de l'angle duodéno-
jéjunal à laquelle doit se faire l'anastomose : cette distance,
qui pourra varier un peu pour chaque sujet, est déterminée
par le point où dans la position décrite, l'estomac et l'intestin se mettent en contact avec la plus grande facilité et
sans le moindre tiraillement. Une fois l'anastomose faite
(M. Cardenal recommande de la faire en croissant, forme
qui a l'avantage de donner à l'ouverture les dimensions
qu'on désire et dans laquelle la valve constituée contribue
à bien diriger les deux courants qui aboutissent dans le

jéjunum) et les sutures terminées, on laisse les viscères reprendre leur place dans le ventre : le jéjunum se remet à gauche et devant les premières vertèbres lombaires et l'estomac le suit doucement pour reprendre tout-à-fait les mêmes rapports qu'ils avaient avant l'opération. Rien n'est changé dans les rapports : il n'y a que l'addition de la nouvelle bouche de communication entre les deux viscères » (*Presse médicale*, 30 septembre 1905, p. 619).

Tous les points que notaient Ricard et Chevrier se retrouvent exactement énoncés dans la communication de M. Cardenal. Sans qu'il puisse s'agir ici d'une question de priorité, nous ne retiendrons que ce fait que M. Cardenal n'a eu qu'à se louer de la suspension verticale et que dans quarante cas il n'a pas observé une seule fois le *circulus viciosus*.

Les suites opératoires de la gastro-entérostomie postérieure à suspension-verticale sont toujours remarquablement simples. Non seulement, lorsque les malades sont suffisamment résistants, la question de mortalité n'existe pour ainsi dire pas, mais même les complications légères sont tout à fait exceptionnelles.

Une seule de nos observations peut être interprétée comme un cas de circulus viciosus (Observ. IX). Encore faut-il remarquer que les vomissements noirs que présentait cette malade ressemblaient fort aux vomissements de la dilatation aiguë de l'estomac que M. Delbet dit avoir observée à la suite de la gastro-entérostomie (Soc. de Chirurg. de Paris, 22 novembre 1905). On peut se demander si un certain nombre de cas de circulus viciosus ne sont pas de la dilatation aiguë. Même dans les cas où l'on trouve de la bile dans l'estomac la paralysie de la fibre musculaire stomacale peut jouer un rôle, l'atonie de l'estomac facilitant la régurgitation du contenu intestinal dans celui-ci (Mikulicz) (1).

L'opération telle que nous l'avons décrite étant simple et rapide le shock post-opératoire est réduit au minimum. La gastro-entérostomie devient ainsi applicable à des cas mêmes peu favorables en raison de la faiblesse des malades.

La simplicité de technique et la rapidité qui en résulte semblent aussi avoir une heureuse influence sur l'appareil respiratoire. On sait en effet que les cas de mort par broncho-pneumonie sont et étaient surtout autrefois assez fréquents. La longueur de l'anesthésie, les manœuvres répétées sur l'intestin et l'estomac sont certainement deux des principaux facteurs de ces complications graves.

Dans aucune des observations relevées ci-après le malade n'a présenté d'accidents pulmonaires sérieux. Parfois un peu de congestion légère cédait aussitôt à l'application de quelques ventouses.

Les surjets tels qu'ils sont faits dans le procédé décrit plus haut se sont toujours montrés parfaitement hémostatiques et parfaitement étanches. Nous n'avons jamais vu ni hémorragies, ni désunion d'une partie des sutures.

Jamais nous n'avons observé d'éventration après ablation de fils, à la suite des interventions sur l'estomac dans le service de M. Ricard. La suture de la paroi abdominale est toujours faite en un plan au fil de bronze

(1) Mikulicz. 23ᵉ Congrès de la Soc. allem. de chirurg. 1897, Anal. Sem. méd. 1897, p. 143.

d'aluminium. Ces fils sont laissés dix jours en place. Nous croyons cette suture en un plan plus solide que la suture en trois plans, dont deux au catgut et cela pour la raison suivante. Le catgut n° 2 habituellement employé est rapidement résorbé. Si le malade a, consécutivement à son opération, un peu de ballonnement du ventre, la suture est mise à l'épreuve. Le catgut étant résorbé en partie, les plans profonds s'écartent, la peau seule reste accolée. Nous avons vu ce fait se produire pendant notre séjour à l'Hôtel-Dieu pour un malade il est vrai très inanitié, ayant de très mauvais tissus, qui fit une éventration le lendemain de l'ablation des crins superficiels, quatorze jours après la gastro-entérostomie. Dans la suture en un plan, au contraire tous les tissus restent intimement accolés jusqu'à ce que l'on enlève les fils et alors la cicatrisation est solide et définitive.

Le procédé à suspension verticale donne au point de vue de l'état fonctionnel et chimique de l'estomac, des résultats comparables à ceux des autres procédés bien exécutés.

Hartmann et Soupault ont étudié ces résultats de la gastro-entérostomie. Leurs conclusions paraissent être applicables au procédé spécial de gastro-entérostomie postérieure qui nous occupe.

La capacité de l'estomac diminue à la suite de la gastro-entérostomie. L'organe se rétracte, mais dans une proportion variable suivant la rapidité avec laquelle la sténose s'est produite. La rétraction est sous la dépendance directe de l'état de la musculature.

La néo-bouche est généralement continente. Mintz,

Dunin, Carle et Fantino admettent que cette continence est due à une hypertrophie fonctionnelle de la musculeuse au pourtour de l'orifice de gastro-entérostomie. Guedj admet que ces cas sont comparables à ceux d'anus artificiels continents.

Siegel, Hartmann et Soupault ont recherché une preuve histologique de cette hypertrophie de la musculeuse, sans pouvoir la rencontrer. Semblable recherche n'a jamais été faite pour un cas de gastro-entérostomie postérieure à suspension verticale; mais il est évident que le fait d'avoir une suspension plus ou moins haute, ne saurait influencer l'apparition d'un sphincter s'il devait s'en former un.

Ce néo-sphincter est d'ailleurs inutile pour expliquer la continence. Dans la vacuité, les deux lèvres de la bouche d'anastomose sont accolées par suite de l'élasticité de la tunique musculaire. Quand l'estomac se contracte, l'orifice s'entrouvre et laisse passer les aliments (Hartmann et Soupault).

Cette continence de la bouche empêche qu'il y ait un véritable drainage permanent de l'estomac. La digestion gastrique continue après la gastro-entérostomie. On a même noté (Mintz, Dunin, Rosenheim, Hayem, Mathieu, Hartmann et Soupault) un certain retard de cette digestion, mais ce retard paraît pouvoir être corrigé en faisant les bouches larges et très déclives. Cette condition est réalisée dans le procédé décrit ici.

Néanmoins la stase gastrique persiste pendant longtemps. Hartmann et Soupault considèrent même qu'elle peut persister toujours tandis que, Mintz, Rosenheim. Siegel affirment qu'au bout de six mois, l'estomac est tout à fait vide à jeun. Ici encore la déclivité de la bouche est le facteur le plus important.

On a observé d'une manière presque constante la diminution de l'acidité des sécrétions gastriques à la suite de la gastro-entérostomie. Cette diminution de l'acidité serait due, d'après Hartmann et Soupault à trois facteurs : 1° à la présence de la bile dans l'estomac quand le reflux biliaire existe ; 2° à la suppression de l'excitation permanente de la muqueuse par la rétention ; 3° à la suppression de fermentation. Le professeur Hayem n'admet que la deuxième de ces causes qui paraît être au moins la plus constante des trois.

Cette règle de la modification du chimisme doit souffrir des exceptions. C'est à elles que se rattachent les cas d'ulcères peptiques du jéjunum à la suite d'une gastro-entérostomie, étudiés par M. Gosset dans la *Revue de chirurgie* (janvier 1906). Cette complication, dont deux cas seulement sont publiés en France (Quénu-Gosset), semble pouvoir apparaître à la suite d'un procédé quelconque de gastro-entérostomie. En Allemagne, où ces ulcères peptiques ont été surtout signalés, la gastro-entérostomie antérieure, la postérieure, l'Y de Roux ont été successivement incriminées.

Le procédé modifié de gastro-entérostomie postérieure décrit plus haut, ne doit donc pas mettre à l'abri de cette complication. Mais jusqu'ici celle-ci n'est guère qu'une curiosité. On peut négliger d'en tenir compte, si ce n'est pour faire remarquer que tout malade gastro-entérostomisé doit être soumis à un contrôle médical régulier, pour achever de guérir ses lésions actuelles et prévenir l'apparition de nouveaux accidents.

OBSERVATIONS

Toutes les observations que nous rapportons ici ont été relevées dans le service de notre maître M. Ricard.

Toutes les gastro-entérostomies postérieures ont été faites par le procédé à suspension verticale décrit dans le présent travail.

Nous prions M. Mathieu, médecin de l'hôpital Andral, de vouloir bien accepter nos sincères remerciements pour l'accueil qu'il nous a fait et l'amabilité avec laquelle il nous a permis de retrouver certains fragments d'observation dont nous ne possédions que la partie chirurgicale.

Obs. I. *Ulcère chronique avec hématémèses. Gastro-entérostomie postérieure.*

M..., journalier, 41 ans.

Antécédents personnels. — Fièvre typhoïde en 1877.

Pas d'éthylisme.

Nervosisme : malade impressionnable à l'excès, jamais de crises de nerfs.

Début des douleurs stomacales survenues brusquement deux ans auparavant.

Les douleurs apparaissent avant les repas et sont calmées par l'ingestion des aliments et reviennent une heure et demie après.

L'appétit est médiocre. Aucun goût spécial pour certains aliments. Régurgitations acides.

Vomissements alimentaires, quand les douleurs sont très violentes.

Ces vomissements contiennent souvent des aliments pris un ou deux jours auparavant.

A plusieurs reprises vomissements noirs.

Clapotage marqué.

L'estomac descend à deux travers de doigts au-dessous de l'ombilic.

Entre, le 5 avril 1900, à Saint-Louis, salle Cloquet, service de M. Ricard.

Opération le 7 avril 1900. — L'estomac est extrêmement distendu, ce qui rend tout exploration impossible. Ponction de l'estomac et évacuation du liquide qui y est contenu. Aussitôt après, fermeture de l'incision stomacale. Libération d'adhérences qui relient la petite courbure au foie.

Gastro-entérostomie postérieure à suspension verticale.

Suites opératoires : très simples.

Les vomissements ont cessé et les douleurs ont considérablement diminué quand le malade sort de l'hôpital vingt-trois jours après son opération.

Obs. II. — *Énorme ulcère de la paroi postérieure. Gastro-entérostomie antérieure. Mort.*

D..., Antoine, 60 ans, journalier.

Entré à Saint-Louis, service de M. Ricard, le 27 novembre 1900.

Le diagnostic d'ulcère était incertain avant l'intervention.

La palpation ne permettait pas de rien sentir.

Hématémèses remontant à dix ans.

Mélœnas fréquents.

Légers symptômes de sténose pylorique.

Opérations le 29 novembre. — La laparotomie montre l'existence d'un ulcère énorme de la paroi postérieure de l'estomac adhérant à la tête du pancréas.

Gastro-entérostomie antérieure, la gastro-entérostomie postérieure étant impossible.

Mort le 6 *décembre* sans phénomènes abdominaux. Les sutures ont parfaitement tenu.

Obs. III. — *Ulcère de la petite courbure. Résection de l'ulcère. Continuation de douleurs et de vomissements. Gastro-entérostomie postérieure cinq ans après la première intervention.*

F... Delphine, 25 ans.

Entrée à Saint-Louis, service de M. Ricard, 28 mai 1900.

Douleurs. Vomissements alimentaires. Hématémèses. Mélœnas. Dénutrition rapide.

L'ulcère siégeant sur la petite courbure s'est développé dans l'intérieur du pancréas.

La résection de l'ulcère aboutit à la suppression de la petite courbure et d'une grande partie de l'estomac.

La fermeture de la plaie stomacale en deux plans est très laborieuse. Le résultat est une réunion en étoile dont le centre répond à l'ancienne petite courbure.

Les suites opératoires sont simples.

En septembre 1905, la malade qui souffre toujours et vomit de temps à autre, sans avoir jamais présenté d'hématémèses depuis son opération revient consulter M. Ricard à Saint-Louis.

Nouvelle laparotomie sur l'ancienne cicatrice. On trouve des adhérences au niveau de ce qui représente la petite courbure.

L'estomac a environ le volume d'une poire de moyenne dimension.

Gastro-entérostomie postérieure à suspension verticale.

À sa sortie, vingt-deux jours après, la malade ne vomit plus.

Elle n'a pas été revue depuis ce moment.

Obs. IV. — *Ulcus. Sténose. Gastrite éthylique. Gastro-entérostomie
postérieure.*

L.... Th., 42 ans, marchand des quatre saisons.

Entré à Andral, service de M. Mathieu, 6 août 1901.

Ethylisme.

Il y a deux ans, douleurs lombaires violentes en rapport avec
une épididymite.

Trois mois après, douleurs dans l'estomac, surtout la nuit vers
3 heures du matin. Si le malade mangeait un peu, la douleur se
calmait. Pendant longtemps, la malade souffrait moins en se cou-
chant sur le ventre.

Pendant six mois, les douleurs furent localisées au creux épigastrique, puis il y eut des irradiations postérieures.

Les douleurs sont exaspérées par les repas, calmées par les
vomissements.

Depuis six mois, une quinzaine d'hématémèses rouges d'un
demi-verre à boire environ.

Pas de mélœna.

En un an, amaigrissement de 30 livres.

Entré à Saint-Louis 26 novembre 1901.

Opération, le 27 novembre 1901 (M. Ricard). — On trouve une
région prépylorique rétrécie et indurée, transformant la région en
une sorte de canal allongé. L'induration est presque circulaire se
prolongeant en arrière et s'arrêtant par un bord assez net.

On fait une gastro-entérostomie postérieure à une certaine distance de la masse scléreuse.

Suites opératoires : simples.

Le 25 janvier 1902. — Le malade souffre encore un peu, mais
ne vomit plus.

Le 29, le malade ne se plaint plus que d'une sensation de gêne
vague derrière le sternum.

Obs. V. — *Ulcères du pylore. Sténose. Gastro-entérostomie postérieure. Guérison (Obs. déjà citée dans la thèse de Jullich).*

B. Georges, 43 ans.

Entré à l'hôpital Andral en novembre 1901.

Antécédents héréditaires. Mère bien portante. Père mort de grippe.

Antécédents personnels. A 12 ans fluxion de poitrine. A 20 ans a eu en Cochinchine les fièvres paludéennes et la dysenterie.

A 21 ans est entré à l'hôpital pour gastrite et en est sorti trois semaines après.

C'est de cinq ans plus tard que datent ses troubles gastriques.

Subitement il est pris de douleurs très vives, spontanées, lancinantes, lui arrachant des cris, cinq à six heures après les repas. Le maximum de la douleur survient vers deux heures du matin. En outre, vomissements dans lesquels le malade remarque des matières ingérées (haricots par exemple) trois jours auparavant. Une hématémèse peu abondante à cette époque. Phénomènes neurasthéniques, céphalée, bourdonnements d'oreille, insomnies, fatigues matutinales.

De 25 à 41 ans, le malade a ressenti exactement les mêmes symptômes cinq fois à intervalles éloignés. Chacune de ces crises durait un à trois mois. Sur ces cinq crises il n'y eut que deux fois hématémèse et une fois mélœna. Dans l'intervalle de ces attaques la santé du malade fut bonne, il ne souffrait nullement.

Il y a deux ans, à la suite d'une grippe, survint de la néphrite avec anasarque. Le malade en était guéri, quand il fit un hématémèse de près d'un litre. Deux autres hématémèses moins abondantes surviennent les jours suivants. En même temps reviennent les douleurs d'estomac et les vomissements de stase.

Examen à l'entrée à Andral :

Foie de 8 centimètres.

Estomac dilaté, clapote fortement à jeun, descend à trois travers de doigt au-dessous de l'ombilic.

Amaigrissement marqué. Le malade pèse 56 kil. 700.

12 novembre. Traitement et régime lacté. Bismuth.

13 — Tubo-gavage de 1 litre. Quantité d'urines 2 lit. 1/2.

19 — Le malade va mieux. Il pèse 59 kil. 600.

29 — Envoyé à M. Ricard pour être opéré.

Opération, 29 novembre 1901. On reconnaît un ulcère du pylore. Gastro-entérostomie postérieure.

Suites opératoires : excellentes.

Obs. VI. — *Ulcères de l'estomac. Hématémèses. Dénutrition progressive. Gastro-entérostomie antérieure. Guérison.*

C... Pauline (femme B...), 34 ans.

Entrée à Andral le 2 janvier 1902.

Depuis l'âge de 17 ans, à la suite d'un effort, au dire de la malade, troubles dyspeptiques.

Douleurs vives au niveau de l'estomac, apparaissant une heure après le repas et durant trois ou quatre heures.

Pas de renvois, pas de vomissements alimentaires, pas d'hématémèses, ni de mélœna.

Cet état dure sept à huit ans.

Le malade se marie à 23 ans, et a trois enfants. Elle a remarqué que pendant ses grossesses, elle se portait relativement mieux.

Depuis cinq ans, douleurs beaucoup plus violentes, s'accompagnant de renvois acides. Le bicarbonate de soude calme ces douleurs.

A la même époque, apparition de vomissements alimentaires qui soulagent la malade. Jamais on n'a remarqué dans ces vomissements d'aliments pris la veille.

Hématémèses peu abondantes, noires, fréquentes.

Une seule fois, cinq jours avant l'entrée à Andral, mélœna, suit un régime (œufs, viandes grillées, poissons) depuis deux ans.

2 janvier 1902. A son entrée très grande faiblesse : vertiges et syncopes fréquentes.

Pouls filiforme et très fréquent.

Sérum sous-cutané 500 cent. 3 lavements alimentaires.

4 janvier. Amélioration. Continuation du sérum et de lavements alimentaires.

Du 5 au 17, alternative d'aggravation et de mieux légers.

La malade est envoyée à M. Ricard.

Entrée à Saint-Louis, le 17 janvier 1902.

Opération le 18 janvier. On ne peut faire la gastro-entérostomie postérieure à cause des adhérences qui existent à la face postérieure de l'estomac. On doit se contenter de l'antérieure. La petite courbure est rétractée, diminuée de presque la moitié de sa longueur. Le pylore est réduit. Il existe trois cicatrices d'ulcères : sur la petite courbure, la grande courbure et au niveau du pylore.

La malade est très améliorée d'une façon immédiate.

Cette malade qui est revue journellement ne souffre plus de l'estomac.

Obs. VII. — *Ulcère cicatrisé du pylore. Stase gastrique considérable. Gastro-duodénostomie. Guérison.*

R... Clémentine, 52 ans.

Entrée à l'hôpital Saint-Louis, service de M. Ricard, le 25 février 1902.

Sténose très serrée du pylore par cicatrisation d'un ulcère ancien.

Vomissements incessants contenant des aliments ingérés plusieurs jours d'avance.

Opération, 28 février 1902, par M. Ricard. — L'estomac est extrêmement dilaté. La face antérieure se laisse facilement amener au contact du duodénum en avant du pylore rétréci et sclérosé.

On fait une gastro-duodénostomie.

Suites opératoires sans incidents.

La malade ne vomit plus.

Obs. VIII. — *Ulcération prépylorique d'origine supposée bacillaire avec phénomènes de stase. Gastro-entérostomie. Guérison.*

C... Virgile, 56 ans.

Entré à Saint-Louis, service de M. Ricard, le 21 mai 1902.

Estomac dilaté, vomissements très fréquents de stase gastrique.

Opération le 11 juin 1902, par M. Ricard.

La laparotomie montre une ulcération prépylorique dont on soupçonne la nature bacillaire. L'estomac est adhérent à la paroi antérieure de l'abdomen, sa face antérieure est infiltrée mais non néoplasique.

Suites opératoires simples.

Obs. IX. — *Ulcère du pylore. Gastro-entérostomie postérieure. Vomissements incessants. Jéjuno-duodénostomie : persistance des vomissements. Nouvelle gastro-entérostomie : persistance des vomissements. Mort.*

L... Léontine, infirmière.

25 ans.

Entrée à l'hôpital Saint-Louis, service de M. Ricard le 27 juin 1902.

Souffre depuis quatre ans et demi de douleurs très violentes au creux épigastrique avec irradiation dans le dos avec maximum après les repas.

Les vomissements alimentaires amènent du soulagement.

Ces vomissements rares d'abord deviennent de plus en plus fréquents.

Depuis trois mois la malade ne conserve aucun aliment. A plusieurs reprises, vomissements noirs, coloration marc de café.

Opération le 30 juin 1902 par M. Ricard. On trouve une bride coudant le pylore en arrière due à un ulcère en évolution. L'estomac est très dilaté.

Gastro-entérostomie postérieure à suspension verticale très facile.

A l'incision de l'estomac des gaz sortent en bouillonnant avec un peu de liquide qui est projeté sur le champ opératoire. On l'éponge avec soin.

Pas de drainage. Suture de la paroi abdominale en un plan aux fils de bronze d'aluminium.

Le lendemain de l'opération, la malade est très bien. Du lait passe en petite quantité.

Dans la soirée un vomissement.

Le deuxième jour au matin le facies de la malade est tiré. Il y a des vomissements assez fréquents. Le pouls est petit, filiforme.

On pense à une infection péritonéale par liquide projeté de l'estomac au moment de l'opération.

On enlève les fils de suture. Drainage.

Les vomissements continuent, ils contiennent de la bile.

Le soir le facies est meilleur.

Le troisième jour. — Le pouls est bon. Le facies est meilleur que la veille.

Il y a toujours des vomissements noirâtres.

On croit à un circulus viciosus probable.

On fait deux lavages de l'estomac qui font cesser pendant plusieurs heures les vomissements qui reprennent ensuite.

Le quatrième jour, le pouls est à 80, très bon. Le facies est bon.

La malade a vomi deux fois. Nouveau lavage d'estomac.

Deuxième opération 5 juillet 1902. — Il n'y a pas trace de péritonite. L'anse afférente et le duodénum sont très dilatés. L'anse afférente est plate.

On vide l'anse duodénale par expression et on fait une anastomose duodéno-jéjunale. Opération très rapide, durée 12 minutes.

Le soir nouveaux vomissements.

Le cinquième jour on retire par le sondage de l'estomac environ deux litres de liquide noirâtre. Les vomissements ne sont plus comme au début mais âcres, acides, brûlants. La langue est rouge, et desquamme.

GAUDEMET.

7

Le sixième jour, 7 juillet 1902.

Troisième intervention. — On trouve les deux bouches intactes. Il n'y a pas trace de péritonite, mais l'intestin entre les deux bouches est très dilaté.

On incise le jéjunum au-dessous de la deuxième bouche et on y introduit le doigt. Il passe facilement soit vers le duodénum, soit vers l'estomac. Pas de couture empêchant le fonctionnement des deux bouches. Seule la muqueuse tuméfiée met un léger obstacle au passage du doigt.

On fait une nouvelle bouche gastrique très déclive plus bas sur le jéjunum.

La malade continue à vomir et meurt le même jour.

Obs. X. — *Ulcère du pylore en évolution. Brides de périgastrite. Signes de sténose. Gastro-entérostomie postérieure. Guérison.*

L... Eugène, papetier, 44 ans.

Entré à Saint-Louis, service de M. Ricard 1er juillet 1902.

Présente depuis de longues années des symptômes d'ulcère de l'estomac (douleurs hémorragies). Depuis quelques mois vomissements fréquents des aliments ingérés. Dilatation gastrique.

Opération le 31 juillet 1902. — On reconnaît que le pylore est induré et réduit. De nombreuses brides périgastriques tiraillent l'estomac et le fixent à la face inférieure du foie.

Gastro-entérostomie postérieure à suspension verticale.

Suites opératoires simples.

Le malade sort le 31 juillet. Il n'a plus vomi depuis son opération.

Obs. XI. — *Ulcère de l'estomac. Sténose pylorique. Gastro-entérostomie. Guérison.*

B... Frédéric, cultivateur, 41 ans.

Entré à Saint-Louis. Service de M. Ricard, 17 octobre 1902.

Ulcère ancien de l'estomac.

Sténose pylorique très marquée.

Opération, 22 octobre 1902. — La région pylorique est blanche, fibreuse, très indurée.

Nombreuses adhérences de périgastrite surtout en arrière.

L'arrière-cavité des épiploons étant complètement oblitérée on doit se contenter de la gastro-entérostomie antérieure avec anastomose intestinale.

Suites opératoires simples.

Le malade a été complètement perdu de vue.

Obs. XII. — *Sténose du pylore. Néoplasme greffé sur un ulcère. Pylorectomie Billroth, deuxième manière.* Guérison.

L. Louise, 27 ans, fleuriste.

Symptômes récents de sténose du pylore.

Symptômes anciens d'ulcère de l'estomac.

Diagnostic avant l'opération : ulcère de l'estomac.

Diagnostic au cours de l'intervention : néoplasme greffé sur un ulcère confirmé par l'examen histologique.

Pylorectomie par le procédé de Billroth, deuxième manière.

La malade sort en convalescence, et n'a pas été revue.

Obs. XIII. — *Sténose du pylore par cicatrisation d'un ancien ulcère. État de dénutrition avancé. Gastro-entérostomie postérieure. Mort.*

M. Jean Marie, 38 ans, sans profession.

Entré le 14 novembre 1902 à Saint-Louis, service de M. Ricard.

Malade présentant depuis des années des signes d'ulcère de l'estomac, lui permettant cependant de mener une vie active. Depuis plusieurs mois, signes de sténoses. Traitement purement médical.

Le malade sentant qu'il pouvait vivre longtemps dans l'état où il se trouvait, et ayant entendu parler des opérations que l'on faisait sur l'estomac, s'échappe du milieu où il était soigné, et entre à Saint-Louis le 14 novembre au soir.

Le lendemain matin M. Ricard voit le malade et décide, en raison de l'état de cachexie du malade, l'intervention immédiate avec anesthésie locale à la cocaïne.

Opération le 15 novembre 1902.

La laparotomie montre une ectasie gastrique considérable, avec plaques de périgastrite généralisée, avec prédominance au pylore. Gastro-entérostomie postérieure.

Au cours même de l'opération, on injecte au malade 300 grammes de lait dans l'intestin.

Le malade succombe à un état de faiblesse extrême, huit jours après l'intervention, sans avoir eu de vomissements.

Obs. XIV. — *Ulcère de la paroi antérieure. Pas de sténose ni de vomissements. Douleurs extrêmement vives. Gastro-entérostomie postérieure. Guérison opératoire. Amélioration des douleurs.*

V. Eugène, garçon de magasin.

Entré à Saint-Louis service de M. Ricard, 7 janvier 1903.

Malade sans signe de sténose gastrique. Pas de résidu à jeun. Jamais de vomissements, mais douleurs très violentes ne permettant d'ingérer que du lait et des œufs.

Opération 20 janvier 1903. — Laparotomie. Estomac très dilaté. Au-dessus du pylore, adhérences fibreuses. Cicatrice d'ulcère dans la paroi antérieure.

Gastro-entérostomie postérieure à suspension verticale.

Suites opératoires : simples.

Le malade sort très amélioré, ne souffrant presque plus.

Obs. XV. — *Ulcère du pylore. Sténose. Gastro-entérostomie
postérieure. Guérison.*

G... Louis, 36 ans, comptable.
Entré à Saint-Louis le 31 janvier 1903.
Signes anciens d'ulcère de l'estomac. Signes de sténose.
Opération le 2 février 1903.

La laparotomie montre un noyau dur et résistant, adhérent à la
face inférieure du foie. Quelques ganglions souples. Périgastrite
avec adhérence séreuse. Epaississement de la paroi gastrique.
Difficulté de mobiliser l'estomac. Gastro-entérostomie postérieure
à suspension verticale, rendue difficile par le peu de mobilité de
l'estomac et la friabilité de la muqueuse stomacale.

L'examen des ganglions montre leur nature simplement inflammatoire.

Le malade sort ne présentant plus de vomissements et souffrant
peu.

La sténose paraît levée. Il n'a plus été revu.

Obs. XVI. — *Sténose du pylore. Diagnostic de la dégénérescence
possible ne peut être fait. Gastro-entérostomie postérieure. Guérison opératoire.*

H... François, marinier, 60 ans.
Entré à Saint-Louis, service de M. Ricard, le 27 avril 1903.
Symptômes de sténose du pylore.
Opération le 5 mai 1903.

On trouve de la péri-gastrite avec adhérence intime du pylore
à la face inférieure du foie.

Il y a de l'ascite qui fait douter de la nature bénigne de la
lésion.

Gastro-entérostomie postérieure à suspension verticale.

Suites opératoires simples.

Malade n'ayant pas été revu.

Obs. XVII. — *Sténose du pylore probablement d'origine tubercu-
leuse. Gastro-entérostomie postérieure. Guérison opératoire.*

D... Marie, repasseuse.
Entrée à Saint-Louis, service de M. Ricard, le 6 juillet 1903.
Symptôme de sténose du pylore.
Opération 13 juillet 1903. — Gastro-entérostomie postérieure.
Ablation de deux ganglions que l'examen montre être nette-
ment tuberculeux.

Obs. XVIII. — *Ulcère ancien du pylore. Sténose du pylore.
Gastro-entérostomie postérieure. Guérison.*

B... Joseph, 35 ans, tourneur en cuivre.
Entré à Saint-Louis, service de M. Ricard, le 21 octobre 1903.
Diagnostic : ulcère ancien du pylore avec sténose.
Opération, 23 octobre 1903. — On reconnaît l'existence d'une
cicatrice dure au niveau du pylore ayant déterminé une sténose
avec ectasie gastrique.
Gastro-entérostomie postérieure.
Guérison opératoire.
Le malade revu ne vomit plus.

Obs. XIX. — *Vaste ulcère de la face postérieure de l'estomac adhérant à la tête du pancréas. Gastro-entérostomie antérieure. Tentative de fermeture de la perforation pathologique. Mort.*

Albert, 48 ans.
Entré à Andral (service de M. Mathieu), le 29 octobre 1903.
Syphilis et blennorragie, à 20 ans. Se marie à 28 ans, pas de
contamination conjugale. Trois enfants bien portants.
Souffre de l'estomac depuis environ vingt ans (pesanteurs, sen-

sations de gonflement, de brûlures). Vomissements acides. Parfois il y a dans les matières vomies des aliments ingérés la veille, ni hématémèse, ni mélœna.

Douleurs extrêmement violentes.

Huit jours après son entrée à Andral le malade a eu un accès de fièvre, douleurs gastriques violentes, mélœna, vomissements alimentaires.

Cette crise avec mélœna est isolée dans l'histoire du malade.

Les selles sont habituellement normales ; pas de sang, pas de glaires, pas de peaux.

Appétit diminué. Perte des forces. Amaigrissement de 4 à 5 ki-logrammes, depuis six mois.

Trois jours après son entrée à l'hôpital, hématémèse noire de trois verres à boire environ.

Lavements alimentaires et diète.

Le lendemain mélœna.

Le cinquième jour, l'état est meilleur.

Le sixième jour, nouvelle hématémèse, noire, abondante.

Injection de sérum.

Le malade est envoyé à M. Ricard. Il entre à Saint-Louis, le 6 novembre 1903.

Opération le 7 novembre 1903 (M. Ricard). — On trouve une vaste ulcération de la face postérieure de l'estomac ouverte sur la tête du pancréas.

On fait une gastro-entérostomie antérieure, après tentative de fermeture de la perforation pathologique.

Le malade meurt trois jours après l'opération.

Obs. XX. — *Ulcère de la petite courbure. Gastro-entérostomie postérieure. Guérison.*

O... Marie, 30 ans, cuisinière.

Entrée à Saint-Louis service de M. Ricard, le 19 janvier 1904.

Diagnostic : ulcère de l'estomac en évolution (hématémèses, vomissements alimentaire, douleurs épigastriques irradiant dans le dos).

Opération le 26 janvier 1904. — On reconnaît un ulcère de la petite courbure.

Gastro-entérostomie postérieure.

Guérison sans incidents.

Amélioration des douleurs, suppression des vomissements.

Obs. XXI. — *Sténose pylorique par cicatrice d'ulcère. Gastro-entérostomie postérieure. Guérison.*

S... Edouard, 39 ans, employé d'administration.

Entré à Saint-Louis service de M. Ricard, 28 avril 1904.

Symptômes de sténose avec histoire d'ulcère ancien.

Opération le 22 avril 1904. On trouve une cicatrice d'ancien ulcère au niveau du pylore, avec lésions de périgastrite.

Gastro-entérostomie postérieure.

Guérison sans incidents. Disparition des phénomènes de sténose.

Obs. XXII. — *Ulcère unique du pylore peut-être dégénéré. Gastro-entérostomie postérieure. Guérison opératoire.*

Br... Jean.

Entré à Andral, service de M. Mathieu le 28 avril 1904.

Pas d'éthylisme antérieur.

Depuis l'âge de 20 ans, crampes d'estomac fréquentes.

Les douleurs surviennent une heure environ après le repas. Depuis huit ou dix ans le malade vomit assez fréquemment ses aliments, tantôt immédiatement après leur ingestion, tantôt une heure ou deux après.

Il y a environ huit ans, le malade a eu un vomissement noir, comparable, suivant l'expression spontanée du malade, à du marc de café. Ce vomissement, suivi d'une syncope ne fut pas très abondant (un verre à bordeaux environ).

Depuis ce moment, il n'y a plus eu d'hématémèses, mais de fréquents vomissements alimentaires.

L'estomac descend jusqu'à l'ombilic.

Péristalisme intense.

Entre à Saint-Louis (service de M. Ricard) le 4 mai 1904.

Le 6 mai 1904, opération par M. Ricard. — On rencontre une induration pylorique étendue, dont la consistance fait craindre la dégénérescence. Néanmoins, le pylore est tellement adhérent que l'on doit se contenter de la gastro-entérostomie postérieure. On prélève un ganglion que l'examen histologique montre être simplement inflammatoire. Le 20 mai le malade était guéri de sa plaie opératoire, ne souffrait pas, n'avait pas de vomissements, et avait engraissé.

Le malade n'a pas été revu depuis cette époque.

Obs. XXIII. — *Ancien ulcère du pylore avec dégénérescence maligne. Pylorectomie Billroth première manière. Mort trois semaines après l'intervention.*

D... Pierre Albert, 44 ans.

Histoire d'ulcère ancien du pylore.

Symptômes de sténose pylorique depuis peu de temps.

Entré à Saint-Louis service de M. Ricard, le 7 mai 1904.

Opération le 1er juin 1904. — La laparotomie montre une pylore dont la consistance dure fait songer à la dégénérescence d'un ulcère. Le pylore étant relativement mobile, on fait un pylorectomie par le procédé de Billroth, première manière.

L'examen histologique de la pièce montre un épithélioma greffé sur un ulcère ancien, mais à une période de début.

Les suites opératoires furent simples, lorsque, trois semaines après l'intervention, le malade mourut presque subitement, étant sorti de l'hôpital.

Il ne put y avoir d'autopsie.

Obs. XXIV. — *Ulcère chronique et hystérie. Gastro-entérostomie postérieure. Echec thérapeutique de l'intervention. Deuxième opération montrant la perméabilité de la néobouche.*

La première partie de cette observation se trouve dans la thèse de Jullich (Th. Paris 1905).

M... C., 50 ans, journalier, entre à l'hôpital Andral le 19 mars 1904.

Aucun antécédent gastrique dans la famille. Un père serait atteint d'aérophagie.

Le malade n'a eu aucune maladie dans sa jeunesse. Pas de passé vénérien.

Nervosisme très développé. S'emporte très facilement. Ne laisse pas un instant sa maladie lui sortir de l'idée. Il est sombre et dort mal, a de nombreux cauchemars, au réveil se sent fatigué, a des crampes dans les jambes.

Il existe de l'hemi-anesthésie sensitivo-sensorielle. L'alimentation n'a jamais rien présenté d'extraordinaire. Pas d'alcoolisme, à peine un litre de vin par jour. Le malade a commencé à souffrir de l'estomac il y a une vingtaine d'années. Au début lassitude générale, aérophagie (200 à 300 rots en séries après les repas).

Régurgitations acides, gonflement après les repas. Constipation.

La situation demeura ainsi pendant une dizaine d'années.

Puis les symptômes s'accentuèrent rapidement. Cette recrudescence commença par de violentes douleurs siégeant au niveau du creux épigastrique et ne se propageant pas. Elles consistaient en une sensation de serrements et de brûlures intenses. Elles arrachaient des cris au malade. Elles survenaient en général trois à quatre heures après les repas, spécialement dans l'après-midi.

Le malade n'était pas réveillé la nuit. Les mets épicés, les ragoûts, les sauces exacerbaient les douleurs. Mais bientôt celles-ci vont devenir continuelles et un nouveau symptôme va se manifester, les vomissements. En même temps l'appétit diminue considérablement.

Les vomissements sont extrêmement fréquents. Alimentaires quand ils surviennent assez rapidement après les repas, ils sont plutôt tardifs et composés de liquide limpide, fortement acide.

Ils laissent après eux une sensation d'agacement des dents et de brûlures le long de l'œsophage. La quantité de liquide rejeté à chaque vomissement est de 100 à 200 grammes environ. Ils produisent un soulagement passager.

Vers 1892, le malade fit une hématémèse de 200 grammes de sang environ, évacués par gorgées. Après cette hémorragie, les vomissements et les douleurs se calment un peu. Le malade qui depuis deux ans faisait des séjours prolongés au lit et avait eu de l'amaurose pendant trois semaines, se met à travailler, quoique souffrant et vomissant toujours.

Puis à la suite d'un traumatisme abdominal léger, les phénomènes redoublent d'intensité. Les douleurs sont extrêmement vives, à se tordre avec sensation de plaie à vif.

Les vomissements de liquide acide reprennent avec plus d'intensité que jamais. Quinze, vingt fois peut-être dans la journée, le malade vomit ou se fait vomir. Parfois, mais assez rarement, ce sont des aliments qu'il rend.

Depuis quatre ans, il a eu 12 à 14 hématémèses peu abondantes mais leur fréquence tend plutôt à augmenter. Elles reviennent à des intervalles variables de trois mois à huit jours. Elle ne dépassent jamais en abondance, un demi-verre. Le 18 mars 1905 a rendu dans une de ces hématémèses une peau rouge (caillot). Ces hématémèses sont accompagnées pendant une heure ou deux de nausées. La station debout et la marche augmentent la fréquence des vomissements acides. Leur quantité en une journée est de 1 litre à 1 litre et demi. Constipation opiniâtre. Souvent les matières contiennent des aliments absolument intacts, non digérés (carottes, petits pois, etc.).

Les phénomènes nerveux sont très intenses. Préoccupations incessantes.

Le malade s'excite à vomir pour se soulager, dit-il. Insomnie, fatigue intense au réveil. Cauchemars.

Enfin, l'appétit est très capricieux, souvent exagéré.

Depuis deux ans, le malade ne se nourrit plus que de légumes et de pain.

Il a beaucoup maigri. Le poids est tombé de 70 kilos à 58.

La dernière hématémèse date de trois semaines avant l'entrée à Andral.

Examen à l'entrée à Andral. — La face antérieure de l'estomac est sensible, il s'agit d'une douleur diffuse.

Foie de 8 centimètres ne dépassant pas le rebord costal.

Du 18 mars au 15 avril, on essaie les divers calmants : eau chloroformée, laudanum, narcyl, belladone, etc. Aucun résultat. A jeun, très léger clapotage digital.

L'analyse du suc gastrique a démontré une certaine hyperchlorhydrie.

Du 15 au 1er mars aucune amélioration, sialorrhée abondante, exagérée comme à plaisir par le malade.

Traitement : Morphine, diète hydrique. Lavements alimentaires.

3 mai. — Vomissements de sang noir.

Du 4 mars à fin juin, les vomissements acides ont un peu diminué, mais les douleurs sont toujours très vives. Le malade déclare sentir un liquide brûlant se déplaçant dans l'estomac.

Opération le 1er juin par M. Ricard. — On trouve un ulcère en voie de cicatrisation au niveau du pylore.

Gastro-entérostomie postérieure.

6 juin. — Résultat opératoire excellent, sédation des douleurs, des vomissements.

20. — Le malade revient à Andral. Les douleurs et les vomissements ont recommencé. Etat névropathique non amélioré.

12 juillet. — Sort sur sa demande. Pas grande amélioration. L'opération a seulement calmé un peu les douleurs et les vomissements.

Octobre 1904. — Quatre mois après l'opération. Résultat opératoire excellent, thérapeutique nulle. Toujours des douleurs et des vomissements. Le malade n'avait pas été revu depuis.

Depuis cette époque à laquelle s'arrête l'observation de Jullich, le malade revint à Saint-Louis se plaignant toujours de douleurs et de vomissements. M. Ricard le renvoya consulter M. Mathieu qui, constatant un peu de stase, songea à un mauvais fonctionnement de la gastro-entérostomie.

13 janvier 1906. Nouvelle laparotomie par M. Ricard.

On constate que l'anastomose est parfaitement soudée. Le jéjunum est dilaté tandis que le duodénum est diminué de volume ce qui fait déjà supposer que la bouche est parfaitement perméable. On s'en assure par une incision à la partie inférieure de la bouche qui permet de constater qu'elle admet au moins deux doigts. On suture cette plaie exploratrice.

Depuis cette époque le malade se plaint encore de douleurs et vomit de temps à autre.

Il est sorti de Saint-Louis pour retourner consulter M. Mathieu (février 1906).

Obs XXV. — *Ancien ulcère du pylore très douloureux avec stase gastrique légère. Hématémèses anciennes remontant à cinq ans. Gastro-entérostomie postérieure. Guérison.*

G. Alphonse, infirmier à l'hospice de Saint-Denis.

Souffre depuis une dizaine d'années de l'estomac. A eu dix ans avant son entrée à Saint-Louis plusieurs hématémèses rouges assez abondantes. N'a jamais cessé de souffrir. Pas de vomissements alimentaires.

Entré à Saint-Louis service de M. Ricard, le 11 juin 1904.

Opération le 13 juin 1905. On trouve une cicatrice d'ulcère de la face postérieure.

Gastro-entérostomie postérieure.

Suites opératoires très simples.

Le malade ne souffre plus depuis son opération.

Obs. XXVI. — *Sténose spasmodique du pylore par ulcère de la face postérieure. Gastro-entérostomie postérieure. Guérison.*

B... Célestin, 37 ans, tailleur d'habit.
Entré à Saint-Louis le 24 juin 1904.
Opération le 1er juillet 1904. On reconnaît l'existence d'un ulcère de la face postérieure. Les symptômes de sténose sont dus à une contracture spasmodique du pylore.
Gastro-entérostomie postérieure.
Suites opératoires excellentes.
Le malade ne vomit et ne souffre plus.

Obs. XXVII. — *Ulcère ancien du pylore. Pylorectomie par le procédé de Billroth deuxième manière. Guérison opératoire.*

F... Pierre, 49 ans, peintre.
Entrée à Saint-Louis, service de M. Ricard, le 5 novembre 1904.
Symptômes de sténose pylorique.
Opération le 8 novembre 1904. On trouve un ulcère ancien du pylore avec une épaisse périgastrite. La résection du pylore semble cependant se présenter comme relativement facile.
M. Ricard fait une pylorectomie par le procédé de Billroth, deuxième manière.
L'opération est longue et difficile.
Les suites opératoires sont assez bonnes et le 10 décembre le malade part en convalescence à Vincennes. Les symptômes de sténose paraissent améliorés, mais le malade n'a pas été revu depuis cette époque.

Obs. XXVIII. — *Ulcère de la petite courbure ayant donné lieu à un pyo-pneumothorax sous-phrénique. Gastro-entérostomie postérieure faite après guérison du pyo-pneumothorax. Guérison*

R... Marie, 18 ans.

Entre le 2 décembre 1904 à l'hôpital Saint-Louis, service de M. Ricard, envoyé d'Andral par M. Mathieu.

Signes non douteux de pyo-pneumothorax sous-phrénique.

Les phénomènes étant nettement localisés, on met la malade à la diète avec de la glace sur le ventre. Peu à peu tous les phénomènes inflammatoires se calment. On attend le moment du complet refroidissement des lésions pour intervenir.

Opération le 18 janvier 1905. — On trouve un ulcère de la petite courbure avec de nombreuses brides de périgastrite, seuls vestiges du pyo-pneumothorax.

Gastro-entérostomie postérieure.

Suites opératoires simples. La malade sort guérie.

Obs. XXIX. — *Crises gastriques d'origine indéterminée nécessitant la mise au repos de l'estomac. Gastro-entérostomie postérieure. Guérison.*

F... Pierre, 34 ans, journalier.

Douleurs gastriques revenant par crises, sans hématémèses, parfois vomissements alimentaires. Aucun signe net d'ulcère. Le malade n'est pas alcoolique et ne présente pas de stigmate d'hystérie.

Entré à Saint-Louis, service de M. Ricard, le 26 janvier 1905.

Opération le 28 janvier 1905. — Libération de quelques adhérences péristomacales.

On ne trouve pas d'ulcère cicatrisé ou en évolution.

Gastro-entérostomie postérieure.

Suites opératoires simples.

Le malade n'a pas eu de crises douloureuses pendant son séjour à l'hôpital. Il n'a pas été revu depuis sa sortie.

Obs. XXX. — *Ulcère de la petite courbure avec dégénérescence cancéreuse. Pylorectomie par le procédé de Billroth deuxième manière.*

S... Auguste.

Entré à Saint-Louis le 11 juin 1905.

Histoire d'ulcère remontant à une dizaine d'années. Douleurs transfixiantes et hématémèses.

Opération 15 juin 1905 — Permet de reconnaitre un ulcère de la petite courbure avec dégénérescence étendue.

Résection de la plus grande partie de la petite courbure depuis l'extrémité pylorique avec gastro-entérostomie postérieure.

Drainage.

Dans les jours suivants apparition d'une fistule biliaire.

Le malade sort de l'hôpital vingt-cinq jours après son opération portant sa fistule biliaire qui se ferme par la suite.

L'examen histologique confirma le diagnostic d'ulcère en voie de dégénérescence.

Obs. XXXI. — *Ulcère du pylore. Hématémèses et vomissements. Gastro-entérostomie postérieure. Guérison opératoire.*

N... Claude, 49 ans, chauffeur.

Entré à Andral le 20 mai 1905.

Antécédents personnels. — A contracté il y a vingt ans la fièvre paludéenne au régiment.

Ethylisme marqué.

Grand fumeur.

Il y a dix ans, au début de la maladie, vomissements alimentaires et bilieux. Cet état se prolonge pendant trois ans environ.

Il y a cinq ans, la maladie entre dans une phase nouvelle.

La douleur au niveau de l'épigastre est vive, irradiant dans les reins et dans l'épaule gauche.

Depuis deux mois, elle a tendance à se généraliser à tout l'abdomen.

Elle apparait environ une heure et demie après les repas, elle dure une heure ou deux.

Les vomissements sont fréquents, apparaissant peu après les douleurs et soulagent le malade.

Des renvois apparaissent par séries d'une trentaine après les repas.

L'appétit est bon. Aucun dégoût pour les aliments.

Hématémèses. La première deux ans auparavant. La deuxième le 19 mai 1905.

Évolution de la maladie sous l'influence du traitement médical.
24 mai 1905. Il n'y a plus de vomissements.

Les selles sont noires, contiennent de petites boules de sang.
Urines, 1 litre et demi.

Quatre lavements alimentaires par jour. Deux grands lavages d'intestins. Un demi-litre d'eau, 3 grammes de chlorure de calcium.

25. Malade très abattu. Ressent des brûlures aiguës à la région épigastrique.

Il n'y a plus de sang dans les selles et émet 1 litre d'urines. Même traitement.

27. Le malade se sent très mal. Vomissements bilieux. Diète absolue. Injection de sérum, 500 grammes en deux fois.

28. Même état.

29. Amélioration. Selles abondantes ne contenant pas de sang.

On recommence à alimenter le malade, un tiers de litre de lait coupé. Lavements alimentaires.

31. Amélioration progressive. Le malade prend de la poudre de viande, 50 grammes par jour et trois litres de lait.

Entré dans le service de M. Ricard à Saint-Louis, le 13 juin 1905.
Opération le 15 juin 1905. — Gastro-entérostomie postérieure.
Suites opératoires simples.

Obs XXXII. — *Dyspepsie. Douleurs très vives. Ulcère de la face postérieure et probable, périgastrite. Gastro-entérostomie postérieure. Guérison opératoire.*

Br... Jean, 32 ans, fumiste.
Entré à Andral le 16 juin 1904.
Ethylisme antérieur à la maladie.
Depuis deux ans, douleurs d'estomac, sensation de constriction et de brûlure.
Depuis six mois, crises douloureuses paroxystiques, se reproduisant toutes les semaines environ et durant deux ou trois jours. Vertiges, Eblouissements.
Vomissements faciles, sans nausées, un quart d'heure après le repas, soulageant les douleurs.
Une fois le malade a eu un vomissement noirâtre.
Constipation habituelle.
Cauchemars fréquents la nuit.
Sensation de fourmillement dans tout le corps spécialement aux mains et aux avant-bras.
Estomac descendant à deux travers de doigt au-dessous de l'ombilic.
Sensibilité épigastrique.
Le malade se plaint de douleurs de plus en plus violentes. Le bicarbonate et la magnésie semblent calmer quelquefois les douleurs.
Le malade est envoyé à Saint-Louis le 7 juillet.
Opération le 10 juillet par M. Ricard. — Gastro-entérostomie postérieure.
On trouve de la périgastrite postérieure sans que l'existence d'un ulcère puisse être affirmée.
Suites opératoires excellentes.
Retourne à Andral après son opération, et y reste du 15 août au 3 septembre. Les douleurs persistent.
12 octobre. — Le malade est revu à Andral souffrant toujours, mais ne vomissant pas.

L'estomac n'atteint pas l'ombilic. Il est donc revenu sur lui-même depuis l'opération.

Le malade n'a pas été revu depuis.

Obs. XXXIII. — *Ulcère cicatrisé du pylore. Sténose pylorique. Gastro-entérostomie postérieure. Guérison opératoire.*

G.. Charles, 50 ans.

Entré à Saint-Louis service de M. Ricard, le 23 juillet 1905.

Douleurs stomacales depuis plus de vingt ans. Vomissements alimentaires.

Depuis plusieurs mois, douleurs plus fréquentes, vomissements de sténose pylorique.

Dilatation gastrique et péristaltisme.

Opération le 24 juillet 1905. — Gastro-entérostomie postérieure.

Suites opératoires simples.

Obs. XXXIV. — *Ulcère probable de la face postérieure. Douleurs très intenses. Jéjunostomie : échec thérapeutique. Gastro-entérostomie puis traitement médical : disparition des douleurs.*

M... Henri, employé aux Halles, 41 ans.

Entré à Saint-Louis service de M. Ricard le 30 août 1905.

Souffre de l'estomac depuis de longues années. Les douleurs reviennent par crises plusieurs fois dans la journée.

Malade très nerveux et impressionnable.

Aucun symptôme de tabes.

Opération le 2 septembre 1905 (M. Ombredanne).

On pratique une jéjunostomie pour mettre l'estomac au repos.

Les suites opératoires sont bonnes, mais le malade continue à souffrir tout autant qu'avant.

De plus, la bouche de jéjunostomie devient tellement douloureuse, que l'on doit renoncer aux sondages par cette voie. La néo-bouche jéjunale se ferme d'elle-même en quelques jours.

Deuxième opération le 24 octobre 1905.

M. Ricard pense que la jéjunostomie, permettant la stase des liquides sécrétés par l'estomac dans sa cavité, réalise moins bien la mise au repos, que la gastro-entérostomie.

Gastro-entérostomie postérieure.

Au cours de l'opération, on trouve de nombreuses adhérences de la face postérieure de l'estomac, qui font songer à l'existence d'ulcères multiples.

Suites opératoires simples, mais le malade a encore assez fréquemment des crises douloureuses.

Le malade est renvoyé à Andral chez M. Mathieu, où on lui fait des tubo-gavages à la poudre de viande.

Nous revoyons le malade au début de février 1905, au moment où il va quitter Andral. Il n'éprouve plus aucune souffrance.

Obs. XXXV. — *Petits ulcères multiples de l'estomac. Gastro-entérostomie postérieure. Guérison opératoire.*

L... Louis, employé de commerce, 49 ans.

Entré à l'hôpital Saint-Louis le 7 septembre 1905.

Douleurs et vomissements alimentaires.

Opération le 13 septembre 1905.

Gastro-entérostomie postérieure.

Suites opératoires simples.

Le malade quitte l'hôpital vingt-trois jours après son opération, ne vomissant plus et ne souffrant pas. Il n'a pas été revu depuis sa sortie.

Obs. XXXVI. — *Ulcère et sténose du pylore. Gastro-entérostomie postérieure. Guérison.*

M... Alexandre, 39 ans, journalier.

Entré à Saint-Louis. Service de M. Ricard le 25 septembre 1905.

Symptômes de sténose pylorique. Vomissements, douleurs et dilatation stomacales.

Opération le 27 septembre 1905. Gastro-entérostomie postérieure.

On reconnaît un ulcère du pylore en voie d'évolution.

Suites opératoires simples.

Le malade sort en convalescence ne vomissant pas et ne souffrant pas.

Obs. XXXVII. — *Ulcère ancien du pylore. Sténose. Gastro-entérostomie postérieure. Guérison.*

O... Marie, 40 ans, concierge.

Entré à Saint-Louis. Service de M. Ricard le 4 octobre 1905.

Symptômes de sténose du pylore dûs à un ulcère ancien.

Opération le 5 octobre 1905.

On sent au niveau une induration relativement souple qui sténose la région.

Gastro-entérostomie postérieure.

Suites opératoires très simples.

La malade sort, ne souffrant pas, ne vomissant plus.

Obs. XXXVIII. — *Ancien ulcère du pylore dégénéré. Pylorectomie avec abouchement direct du duodénum sans qu'il soit nécessaire de rétrécir la plaie stomacale. Guérison.*

E... Marie, 37 ans, employée de commerce.

Entrée à Saint-Louis, service de M. Ricard le 25 octobre 1905.

Antécédents personnels. — Fièvre scarlatine à 13 ans. Légère jaunisse à 22 ans.

Souffre de l'estomac depuis très longtemps. Les douleurs reviennent plusieurs heures après les repas

Il y a cinq ans à la suite d'un arrêt dans ses règles la malade ressent une sensation de barre épigastrique. On la soigne à ce moment pour une dilatation d'estomac.

Les douleurs stomacales reviennent de plus en plus vives deux heures après les repas. On soumet successivement la malade à différents régimes puis on la met à l'hydrothérapie.

Enfin le régime lacté absolu est institué et améliore beaucoup les douleurs.

Pendant deux ans, alternatives d'améliorations et d'aggravations.

Dans les périodes de crises : douleurs épigastriques avec irradiations dans le dos et vomissements bilieux.

En 1904, va consulter M. Mathieu qui la met au régime lacté et lui fait prendre vingt grammes de bismuth par jour.

Amélioration jusqu'en octobre 1904. Les douleurs à ce moment reviennent plus violentes et ne sont calmées par rien. Vomissements alimentaires fréquents.

En mai 1905 un lavage de l'estomac ramène du liquide chocolat.

On fait des tubo-gavages à la poudre de viande.

En juin 1905, vomissements noirs et très acides. Melœna.

On doit suspendre toute nourriture par la bouche et mettre la malade aux lavements alimentaires.

En juillet 1905, la malade peut prendre un peu de lait écrémé et bouilli.

La malade peut être envoyée à la campagne où elle a une petite hémorragie. L'état reste à peu près stationnaire jusqu'à son entrée à Saint-Louis service de M. Ricard le 23 octobre 1905.

Opération le 25 octobre 1905. — Fait reconnaître l'existence au niveau du pylore d'une masse relativement mobile mais dont la dureté fait songer qu'il s'agit d'un ulcère en voie de dégénérescence maligne.

M. Ricard pratique la pylorectomie.

La section de l'estomac ayant à peu près les mêmes dimensions que la section duodénale, on fit l'abouchement direct sans rétrécir la plaie stomacale comme dans le Billroth première manière typique.

Les suites opératoires furent plus complexes que d'ordinaire. Le lendemain et les jours suivants la malade prit deux ou trois vomissements noirs, peu abondants. Il est probable que la tranche stomacale, qui, malgré tout, était un peu plus grande que la tranche duodénale, était mal hémostasiée par le surjet total et saignait un peu.

Dix jours après l'opération la malade fit de la congestion pulmonaire double avec 39°2 de température. Le quinzième jour la température redevint normale.

Trente jours après son opération la malade quittait Saint-Louis.

La guérison opératoire était parfaite.

Obs. XXXIX. — *Ulcère du pylore. Gastro-entérostomie*
postérieure. Guérison.

L... Constant, baleinier, 54 ans.

Entré à Saint-Louis, service de M. Ricard, 25 décembre 1905.

Il y a deux ans aigreurs après les repas suivis de vomissements, un quart d'heure au plus après les repas. Les douleurs intenses au creux épigastrique étaient soulagées par les vomissements.

Perte des forces et amaigrissement.

Le malade est soigné à Andral, service de M. Mathieu (lait et tubo-gavages à la poudre de viande). Persistance des douleurs.

Jamais d'hématémèses, ni de mélœnas.

Opération le 26 décembre 1905. Gastro-entérostomie postérieure. Suites opératoires simples.

Le malade sort enchanté de ne plus souffrir et de digérer facilement les quelques aliments qu'on lui permet.

Obs. XL. — *Ulcères de l'estomac. Hémorragies abondantes.*
Guérison sans intervention.

G... Marie, âgée de 30 ans.

Entrée le 6 janvier 1906, salle Denonvilliers à l'hôpital Saint-Louis.

Depuis l'âge de 13 ans, douleurs d'estomac avec paroxysme deux à trois heures après les repas. Les douleurs étaient calmées par l'ingestion des aliments.

Il y a six ans, les douleurs augmentent. Première hématémèse rouge, abondante (deux à trois verres à boire). Diète, repos au lit.

Le malade se remet peu à peu.

Elle ne suit aucun régime spécial. Quand les douleurs réapparaissent elle se met quelque temps au lait.

Jamais de vomissements et douleurs peu intenses.

Le mercredi, 3 janvier 1906, deux hématémèses rouges abondantes (près de 1 litre chaque fois au dire de la malade) à deux heures d'intervalles.

Le 5 janvier nouvelle hématémèse rouge, très abondante également.

Le 6 janvier, la malade entre à Saint-Louis. Elle est mise à la diète absolue pendant un jour et demi. Au bout de ce temps, on lui donne du lait par petites quantités, environ 1 litre par jour.

La malade se remet progressivement. Quand son état général sera définitivement amélioré, se posera la question d'une intervention que la malade paraît peu disposée à accepter.

CONCLUSIONS

INDICATIONS OPÉRATOIRES. — 1° Seuls les ulcères qui ne sont pas améliorés par le traitement médical relèvent de la chirurgie.

2° L'indication opératoire existe :

a) Dans les douleurs.

Quand les douleurs sont dues à un ulcère en évolution.

Quand les douleurs sont dues à de la périgastrite.

Quand les douleurs sont dues à une sténose, soit par spasme, soit par rétraction cicatricielle.

b) Dans les hémorragies.

Ne pas intervenir dans les grandes hémorragies, car l'opération est dangereuse et inutile.

Intervenir dans les hémorragies à répétition de l'ulcère hémorragique.

c) Dans les sténoses.

Le plus faible symptôme de sténose commande impérieusement l'intervention précoce.

C'est la précocité de l'intervention qui fera son succès opératoire et thérapeutique.

CHOIX DE L'INTERVENTION. — Des deux opérations types (résection, gastro-entérostomie), la résection a une gravité immédiate beaucoup plus grande.

La résection a l'avantage théorique de mettre à l'abri des accidents immédiats tels que l'hémorragie et éloignés, tels que la dégénérescence de l'ulcère en cancer.

Elle a les inconvénients suivants :

De n'être pas applicable aux cas où il y a des ulcères multiples.

D'exposer à exciser un ulcère en en méconnaissant d'autres qu'on laisse.

De ne détruire que la lésion existante, sans pouvoir atteindre la cause de l'ulcère, laissant ainsi le malade exposé à des récidives.

D'être parfois très difficile et de donner après sutures un estomac d'une forme bizarre ne pouvant fonctionner normalement.

La résection est défendable dans certains ulcères de la face antérieure.

Elle est vraiment mauvaise dans la plupart des ulcères de la face postérieure et de la petite courbure.

La pylorectomie lorsqu'elle sera facile pourra être faite dans les cas d'ulcères du pylore.

Elle devra être faite si on soupçonne la dégénérescence de l'ulcère.

Elle devra être complétée par une gastro-entérostomie. C'est donc le Billroth deuxième manière qui sera préférable.

Si la gastro-entérostomie a échoué on pourra tenter la résection.

La gastro-entérostomie est l'opération de choix parce que sa gravité opératoire est faible.

Elle est facile et rapide.

Elle convient à tous les cas 1° en s'adressant à la totalité de la muqueuse par la mise au repos de l'estomac, 2° en pouvant toujours être faite en tissu sain.

Procédé de choix. — La gastro-entérostomie pour être bonne doit être postérieure avec bouche large et déclive.

Le procédé à suspension verticale de Ricard paraît répondre à toutes les conditions désirables :

Il est simple.

Il met à l'abri de toute méprise dans l'orientation respective de l'estomac et de l'intestin.

Il assure un bon fonctionnement de l'anastomose en faisant une bouche déclive qui permet l'évacuation facile de l'estomac sans que le reflux des liquides duodénaux soit possible.

Il met à l'abri du circulus viciosus.

BIBLIOGRAPHIE

Bourget et **Roux**. — *La gastro-entérostomie*, Paris, 1902.

Bouquet de la Jolinière. — *Adhérences péritonéales douloureuses*. Th. Lyon, 1896.

Bouveret. — *Traité des maladies de l'estomac*, 1893.

Brinton. — *Traité des maladies de l'estomac*, 1870. Traduction Ryant.

Canonne. — *Etude des procédés opératoires pour rétablir la continuité du tube digestif après gastrectomie partielle*. Th. Paris, 1899.

Cabanne-Telle. — *Périgastrite douloureuse*. Th. Paris, 1903.

Catz. — *Les périgastrites. Gazette des Hôpitaux*, 1906, n°ˢ 2 et 5.

Doyen. — *Traitement chirurgical des affections de l'estomac et du duodénum*.

Dupouy. — *Périgastrite adhésive par ulcère de l'estomac*. Th. Paris, 1898.

Delay. — *Du traitement chirurgical de la périgastrite, suite d'ulcère de l'estomac*. Th. Lyon, 1904.

Delay et **Cavaillon**. — *La périgastrite de l'ulcère. Archives générales de Médecine*, p. 1739, 12 juillet 1904.

Debove et **Rémond**. — *Traité des maladies de l'estomac*. Paris, 1893.

Debove et **Soupault**. — *Fonction de l'estomac sur un malade opéré de gastro-entérostomie. Bulletin de l'Académie de Médecine*, Paris, 6 août 1895, t. XXXIV.

Duplant. — *Périgastrites adhésives antérieures. Revue médicale*, 1903.

Gerhardt. — *Ueber Zeichen und Behandlung des einfachen kronischen Magengeschwures. Deutsche med. Wochenschrift*, 3 mai 1898.

Guedj. — *Des résultats fonctionnels éloignés de la gastro-entérostomie dans les sténoses cancéreuses du pylore*. Th. Paris, 1897.

Heydenreich. — De l'intervention chirurgicale dans l'ulcère de l'estomac. *Semaine médicale*, 1898, p. 48.

Hayem. — Rapport sur un travail de M. Tuffier intitulé : De la gastro-entérostomie dans les rétrécissements non cancéreux du pylore. *Bulletin de l'Académie de Médecine*, Paris, 1898.

Hayem. — *Bulletin de la Société de Médecine des Hôpitaux*, Paris, 8 novembre 1895, 6 janvier 1899.

Hayem. — Traitement chirurgical de l'ulcère non compliqué de l'estomac. *Archives générales de médecine*, 24 février 1903.

Hartmann et **Soupault**. — Les résultats éloignés de la gastro-entérostomie. *Revue de Chirurgie*, Paris, février-mars 1899.

Hartmann. — *Société chirurg.* Paris, 29 décembre 1897 ; *Bulletin*, p. 817 ; 3 décembre 1902, p. 1467.

Julliot. — *Contribution à l'étude des formes de l'ulcère de l'estomac chronique et récidivant.* Th. Paris, 1905.

Kleyman. — *De la périgastrite adhésive et de son traitement chirurgical.* Th. Paris, 1905.

Kieffer. — *Contributions à l'étude des complications de la gastro-entérostomie et des moyens de les éviter.* Th. Paris, 1903.

Langlois. — *De la péritonite adhésive dans l'ulcère de l'estomac.* Th. Lyon, 1904.

Mathieu. — La digestion stomacale après la gastro-entérostomie. *Bull. de la Soc. méd. des Hôp. de Paris*, 15 nov. 1895, p. 725.

Mathieu. — *Traité des maladies de l'estomac*, 1901.

Mahaut. — *De l'état des fonctions gastriques après la gastro-entéro-anastomose pour sténose du pylore.* Th. Lyon, 1895-1896.

Monprofit. — *La gastro-entérostomie*, 1903.

Monprofit. — *Rapport.* 1er Congrès de la Soc. intern. de Chirurg., Bruxelles, septembre 1905.

Monprofit. — Sur 241 cas personnels de gastro-entérostomies. *Archives provinc. de Chirurg.*, 1905.

Monprofit. — Résultats et indications de la gastrectomie. *Archives prov. de Chirurg.*, 1906.

Mattoli. — *Rapp.* 1er Congrès de la Soc. intern. de Chirurg., Bruxelles, septembre 1905.

Mayo-Robson. — *Rapp.* 1er Congrès de la Soc. intern. de Chirurg., Bruxelles, 1905.

Mercklen. — *Soc. méd. des Hôp. de Paris*, 6 janvier 1899.

Marion. — *De l'intervention chirurgicale dans le cours et les suites de l'ulcère de l'estomac.* Th. Paris, 1897.

Pinatelle. — *Applications de la gastro-entérostomie en dehors des sténoses anatomiques du pylore.* Th. Lyon, 1902.

Quénu. — *Bull. Soc. chirurg. de Paris*, 4 mai 1904.

Ricard. — *Soc. chirurg.*, Paris, 8 juin 1904 ; *Bull.*, 617 ; *Congrès de la Soc. internat. de Chirurg.*, Bruxelles, septembre 1905.

Rotgans. — *Rapp. 1er Congr. de la Soc. intern. de Chirurg.*, Bruxelles, septembre 1905.

Rémon. — *Des adhérences pancréatiques consécutives à l'ulcère de l'estomac*, Paris, 1902.

Rydygier. — *Die erste Magenresection beim Magengeschwur*, *Berlin klin. Wochensch.*, 1882, n° 3.

Savariaud. — *De l'ulcère hémorragique de l'estomac et de son traitement chirurgical*, Paris, G. Steinheil, 1898.

Soupault. — *Traité des maladies de l'estomac et de l'intestin*, Paris, 1905.

Terrier. — *Bull. Soc. de Chirurg. de Paris*, 16 mai 1894, p. 424.

Terrier et **Hartmann**. — *Chirurg. de l'estomac*, Paris, G. Steinheil, 1899.

Terrier. — *De la gastro-entérostomie postérieure*, *Revue chirurgicale*, 1902.

Tavel. — *Revue de Chirurgie*, 1901.

Tuffier. — *Soc. chir.*, Paris, 3 décembre 1902, *Bull.*, p. 1156 ; *Soc. chirurg.*, Paris, 1903, *Bull.*, p. 877.

Vautrin. — *De la périgastrite adhésive*, *Rev. de Gyn. et de Chirurg. abdom.*, 1903.

Villard. — *Société de Médecine de Lyon*, 11 janvier 1905.

TABLE DES MATIÈRES

Le Mans. — Imprimerie Monnoyer. — III-1900.

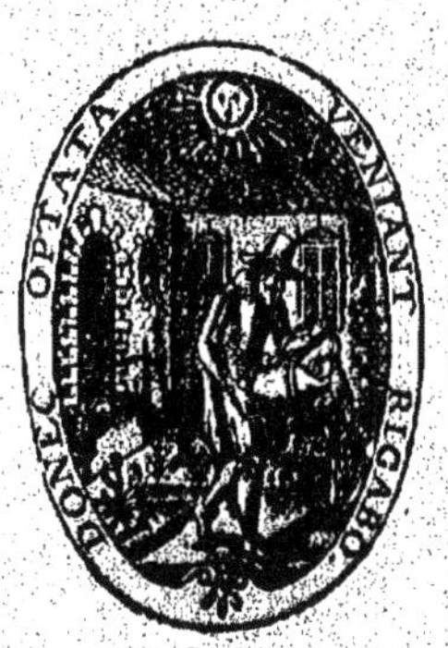

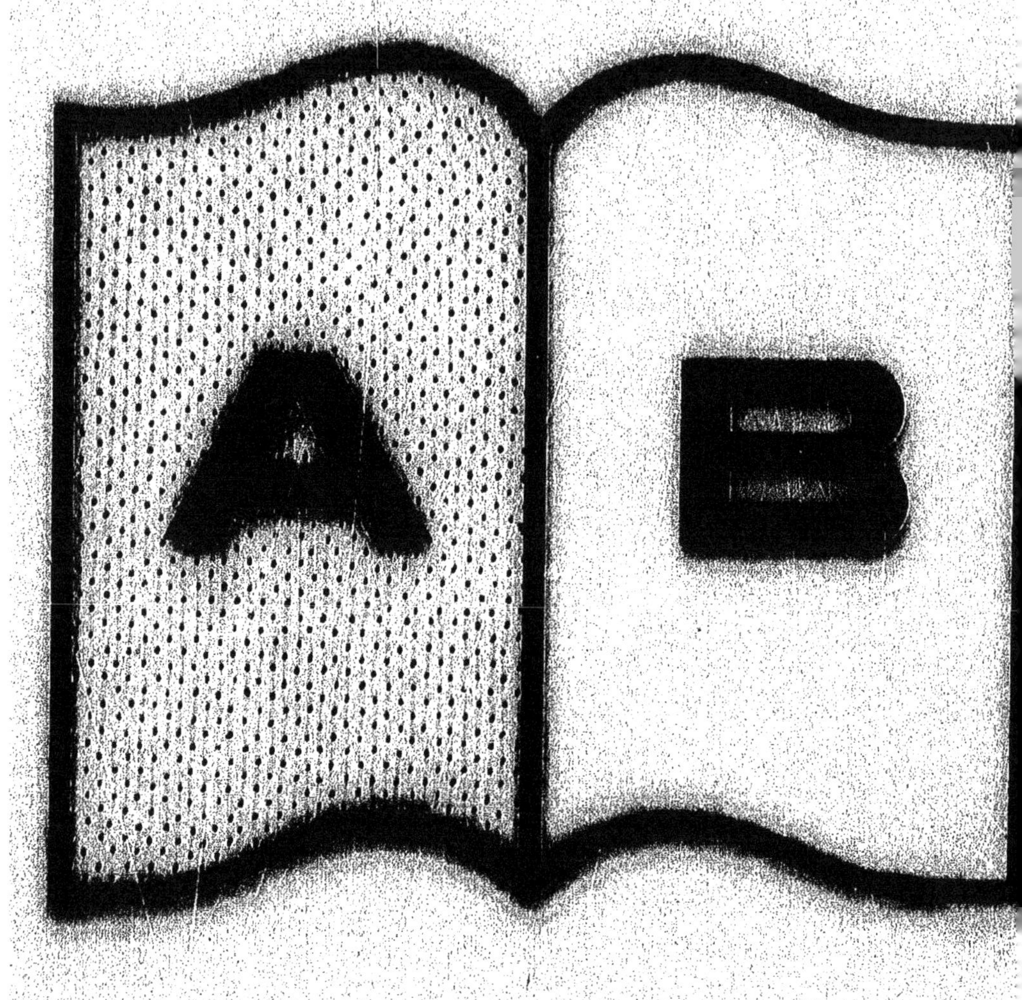

Contraste insuffisant

NF Z 43-120-14

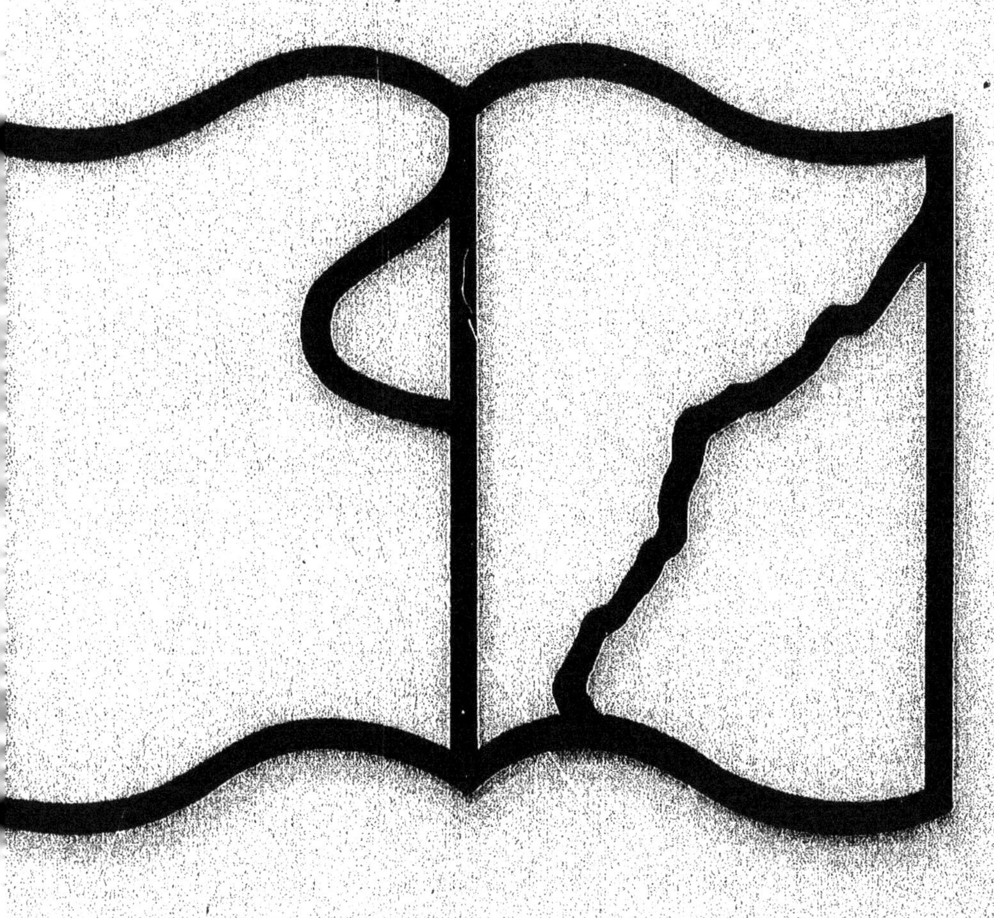

Texte détérioré — reliure défectueuse

NF Z 43-120-11